P9-DTP-855

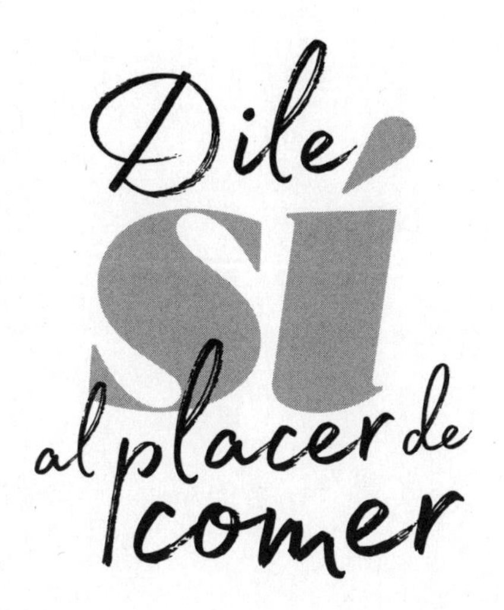
Dile
sí
al placer de
comer

SHIRA LENCHEWSKI

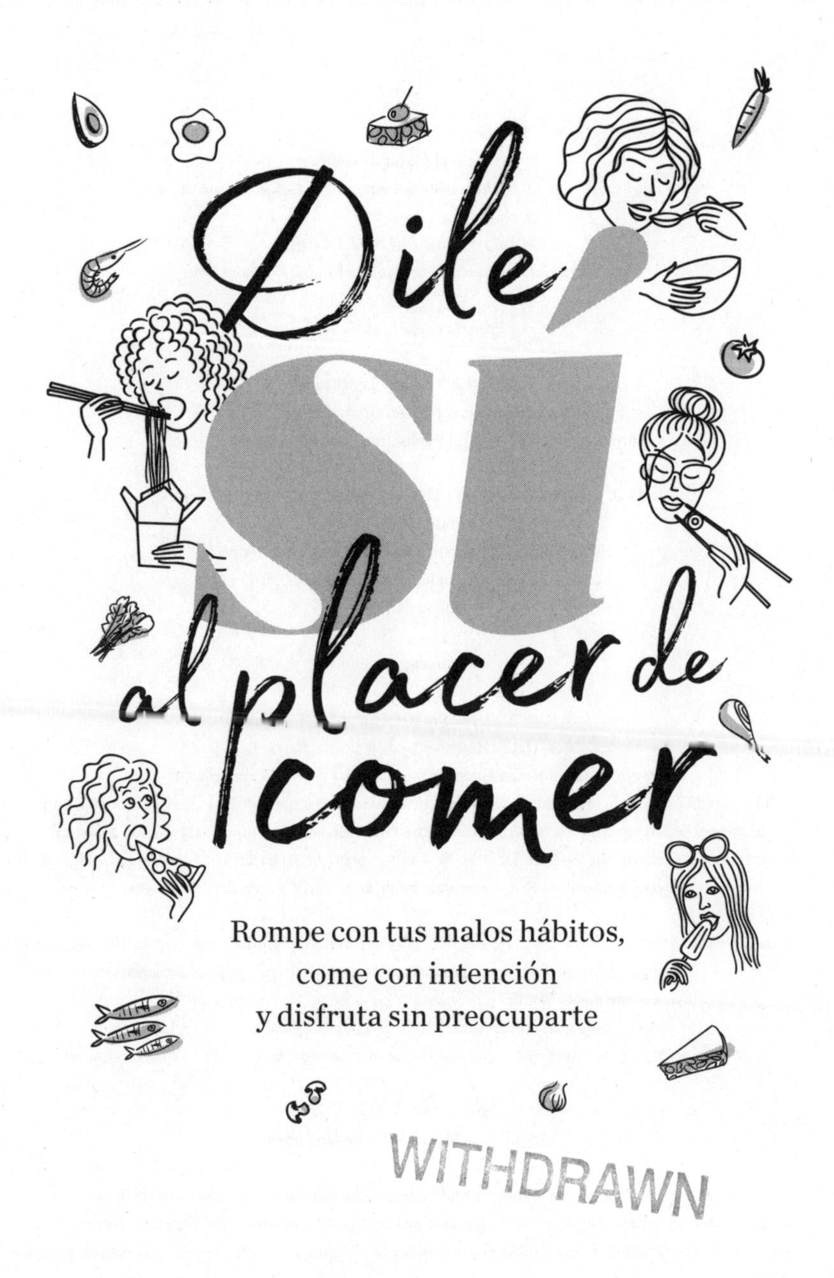

Dile sí al placer de comer

Rompe con tus malos hábitos,
come con intención
y disfruta sin preocuparte

Grijalbo vital

Este libro contiene información y recomendaciones generales relacionadas con el cuidado de la salud y la alimentación, y no pretende reemplazar los consejos de un especialista médico. Si sabe o sospecha que tiene un problema de salud, se recomienda que consulte a su médico antes de iniciar cualquier programa o tratamiento. El autor y sus editores se deslindan explícitamente de cualquier consecuencia médica que sea resultado de la aplicación de los métodos sugeridos en este libro.

Dile sí al placer de comer

Rompe con tus malos hábitos, come con intención y disfruta sin preocuparte

Título original: *The Food Therapist*
Break Bad Habits, Eat with Intention, and Indulge without Worry

Primera edición: abril, 2020

ISBN: 978-607-319-014-5
Impreso en México – *Printed in Mexico*

El papel utilizado para la impresión de este libro ha sido fabricado a partir de madera procedente de bosques y plantaciones gestionadas con los más altos estándares ambientales, garantizando una explotación de los recursos sostenible con el medio ambiente y beneficiosa para las personas.

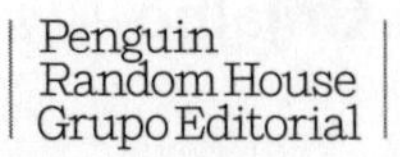

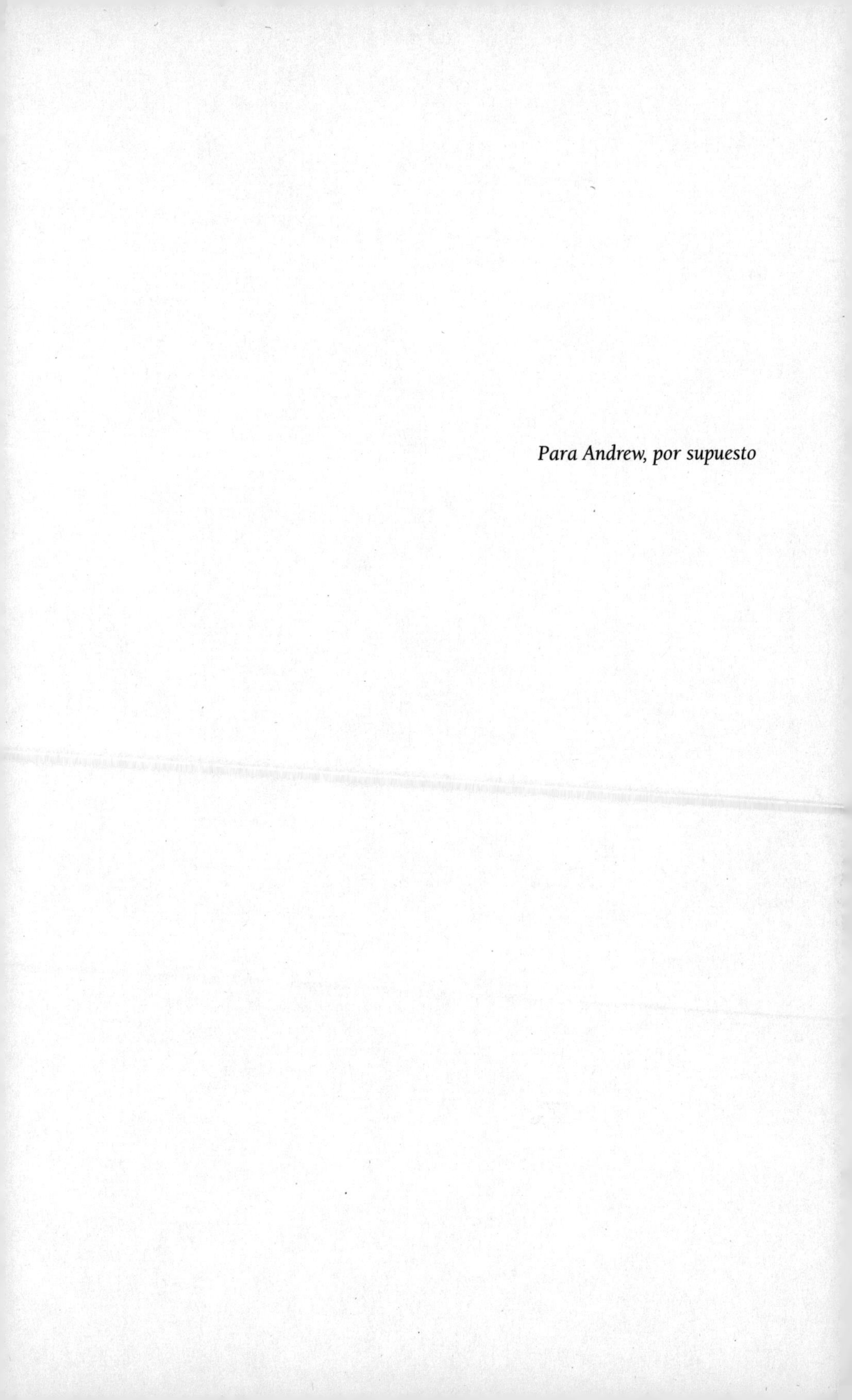

Para Andrew, por supuesto

Yummy
Tasty

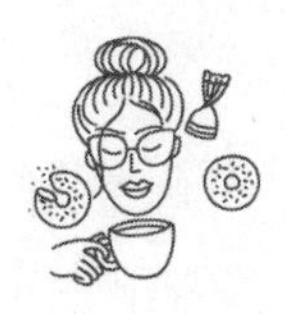

Índice

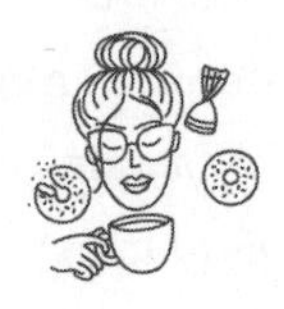

Introducción

Si le pidieras a la gente que publicara una actualización del estado de su relación con la comida, imagino que la mayoría elegiría la opción: "Es complicado". Tal como sucede cuando una conexión amorosa es problemática, nuestra relación con la comida posee una enorme carga emocional y, al mismo tiempo, ofrece una enorme gratificación instantánea. Cuando las cosas están bien, todo es maravilloso —hay pasión y emoción, comodidad y confianza—, algo que no cambiarías por nada. Sin embargo, cuando tus interacciones se estancan o tensan, todo se convierte en una lucha. Es probable que pases periodos en los que dudes de todas tus decisiones o incluso dejes de esforzarte por completo. No obstante, aunque cualquier relación romántica real tiende a ser algo complicada, debido a que existen problemas integrados de confianza y equidad además de los conflictos de la vida cotidiana (porque todo esto involucra a dos personas), eso no tiene por qué trasladarse a tu relación con la comida.

Lo interesante es que aunque muchos analizamos nuestras relaciones románticas de manera exhaustiva (e incluso a veces hasta el cansancio), en realidad no pasamos mucho tiempo profundizando en nuestra relación permanente con la comida. Pero ésta es la cuestión:

no puedes tomar decisiones más acertadas y conscientes con respecto a la comida que se ajusten a lo que en verdad quieres para ti mismo y finalmente alcanzar tus metas de salud y corporales si no examinas las raíces de este vínculo vital. Aunque, en mi experiencia, prácticamente ninguna persona ha rozado ni la raíz de su historia personal con la comida (más allá de hacer comentarios negativos sobre sí mismas todo el tiempo).

Cuando la gente me preguntaba acerca de mi interés en la nutrición, a menudo les hablaba sobre mi experiencia de crecer siendo atleta (remo) y sobre cómo veía la comida como mero combustible para el cuerpo. Si bien ambas cosas son válidas, más adelante me di cuenta de que omitía algo que era mucho más importante y relevante: la película completa. Era una niña sumamente ansiosa e insegura que creció en los años noventa, cuando estaba de moda la alimentación sin grasa y otras dietas asquerosas. Crecí escuchando muchas cosas respecto al peso, parientes que decían cosas como: "Puf, estoy muy gorda, mira qué flaca está ella", etcétera. En realidad yo era una niña sana, pero no me sentía cómoda en mi propia piel. No amaba mi cuerpo, aunque sí amaba la comida, y pensaba que sólo podía escoger una opción: sentirme bien con mi cuerpo pero olvidarme del placer de comer alimentos deliciosos *o* disfrutar de la comida pero sacrificar tener el cuerpo de mis sueños. En verdad pensaba que se trataba de elegir una cosa u otra. Sin contar con la información completa, y sin la autoconsciencia o autocompasión adecuadas, me convertí en la reina de la Coca-Cola light y de las ensaladas tristonas con aderezo aparte. Más adelante descubrí que ésta no sólo era una forma muy triste de vivir, sino que además era un tipo de restricción ineficaz. Te mantiene con hambre todo el tiempo y te hace pensar en comida de manera constante, y, para ser franca, tenía millones de cosas más importantes que hacer en ese momento.

Deshacerme de esa mentalidad cerrada significó un cambio de juego radical, pero no hubiera podido lograrlo sin antes perdonarme por haberme equivocado durante tantos años, por hacer el equivalente a subir una colina en bicicleta con los frenos puestos (algo que, por desgracia, he hecho), aunque en el ámbito de la comida. La moraleja de la historia para mí fue que no tienes que elegir entre verte y sentirte bien *y* comer alimentos deliciosos, sabrosos y satisfactorios. De hecho, creo que ambos factores deben estar presentes para poder tomar decisiones alimenticias saludables y conscientes de forma regular. Ésta es la misma razón por la que nunca me verás ayunar durante Yom Kippur (Año Nuevo judío), hacer una limpia líquida o cualquier cosa ultrarrestrictiva en lo que concierne a la comida porque, para ser honesta, ya he vivido esa situación y no sólo me sentía terrible sino que además nunca me trajo los resultados que deseaba. Así que no te preocupes: el motivo por el que puedo hablar de forma tan tajante sobre los errores relacionados con la comida es que los he conocido íntimamente, tanto personal como profesionalmente.

Algunos detalles sobre mi trayectoria profesional: soy dietista registrada con un consultorio privado en Los Ángeles y se podría decir que soy una especie de terapeuta de la alimentación. Para ser sincera, éste no es el trabajo que esperaba conseguir al terminar la maestría en nutrición clínica, pero he asumido el rol por completo. Durante el posgrado en la Universidad de Nueva York (NYU) me dediqué apasionadamente a estudiar bioquímica y química orgánica. (No es broma; amo la ciencia, ¡me vuelve loca!) Sin embargo, al finalizar mi residencia dietética en el Hospital Monte Sinaí de Nueva York me di cuenta de cómo la ciencia juega un papel secundario en la vida cotidiana y los asuntos emocionales son los verdaderos protagonistas. En mi consultorio trabajo con distintos tipos de mujeres y niñas (y también con algunos hombres asombrosos), desde editores, socios en despachos legales, estudiantes de maestría en administración de empresas (MBA), alumnos de secundaria y preparatoria, y gente de Hollywood hasta madres trabajadoras de medio tiempo y tiempo completo —un grupo variado y único, por decir lo menos—. Desde el principio descubrí un tema recurrente que continúa hasta el día de hoy: prácticamente todos mis clientes pueden nombrar de inmediato las cosas que se supone que *deberían* hacer: limitar su consumo de azúcar, controlar sus porciones, tomar mejores decisiones al comer en restaurantes, etcétera. El problema es que no hacen estas cosas con regularidad. En otras palabras, hay una brecha entre sus intenciones de ser más sanos o bajar de peso y sus conductas alimentarias cotidianas. Por esta razón es que, antes de que mis clientes y yo siquiera hablemos de un plan alimenticio, nuestro trabajo inicial consiste en una sesión de terapia para averiguar *por qué* no ponen estas cosas en práctica.

Pero, ¿cómo es que muchos de nosotros tenemos la motivación de vernos y sentirnos mejor, *y* entendemos lo que se requiere para conseguirlo, sin embargo, no lo cumplimos? Una pista: *no* es porque seamos malas personas (aunque, irónicamente, eso es lo que solemos pensar). En gran medida esto se debe a que casi todos tenemos una relación sumamente conflictiva con la comida. Cuando a la carga emocional derivada de esa relación complicada con la comida le agregamos las distracciones constantes que enfrentamos a diario y las cuestiones fisiológicas involucradas, no resulta tan sorprendente que seamos incapaces de cumplir nuestras metas de volvernos más saludables. La realidad es que es muy difícil traducir nuestras buenas intenciones en acciones efectivas de cara a todo este ruido, porque todo el tiempo operamos en nuestra contra.

Ésta es la buena noticia: está científicamente comprobado que a cualquier edad podemos cambiar el funcionamiento de nuestro cerebro para impulsar la fuerza de voluntad y desarrollar hábitos y conductas saludables de forma consistente, *incluso* si esos hábitos y conductas no nos resultan naturales. Sin embargo, sólo podemos lograrlo si estamos dispuestos a flexionar distintos músculos mentales y practicar esos ejercicios con regularidad. El primer paso para desarrollar hábitos saludables es identificar tus propios bloqueos y luego hacer que tus problemas emocionales relacionados con la comida y tu cuerpo desaparezcan de manera progresiva. Después de eso puedes comenzar a implementar estrategias que te ayuden a lidiar con esas causas de raíz, con el fin de tomar decisiones conscientes sobre la comida que sirvan a tus metas finales, cualesquiera que sean.

Y *eso* es exactamente lo que aprenderás a hacer en este libro. La primera parte es parecida a una sesión individual de la terapia alimentaria que tengo con mis pacientes; ahí ahondaremos en tu historia personal con la comida, lo que te motiva a hacer algo (como comer), cuándo tiendes a perder el control y cuáles son tus valores en términos de gratificación y placer. Empezarás por ubicar los factores que provocan que te desvíes de tus intenciones de comer de manera saludable para que utilices esta información como un mapa de ruta que te permita anticipar y esquivar esos obstáculos en el futuro. Entonces aprenderás a desarrollar estrategias viables para lidiar con la comida que te funcionarán mejor que antes, entre ellas cómo sintonizarte con las señales de tu cuerpo (sin necesidad de acudir a un *ashram*) y emplear la fuerza de voluntad de una forma más eficiente para que esté disponible cuando en verdad la necesites. En la segunda parte detallaré mi plan Dile sí al placer de comer para hacer que tus hormonas trabajen a tu favor, incluyendo menús, recetas y estrategias para que este programa sea sostenible y disfrutable a largo plazo. También te ayudaré a desarrollar herramientas que te permitirán recuperarte rápidamente cuando las cosas no salgan bien (después de todo, ésta es la vida real). Todo esto te preparará para ejecutar nuevas conductas que se convertirán en hábitos —y mantenerlas mucho después del Año Nuevo o esas vacaciones en la playa—.

Al terminar este libro habrás ganado un lugar permanente en el asiento del conductor. En vez de dejar que tus emociones, tu entorno u otros factores dicten qué o cuánto comes, estarás a cargo de tus propias decisiones alimentarias. Además, estoy segura de que tú también deseas dejar de sufrir por tu relación con la comida. Así que, *¡que comience el juego!*

PRIMERA PARTE

Bienvenido a tu terapia alimentaria

Yummy
Tasty

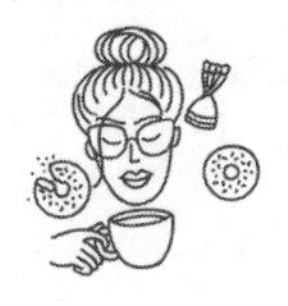

1

Es momento de hablar contigo mismo

Oprime el botón de pausa en la programación de tu vida cotidiana por unos momentos y adentrémonos en el asunto. Déjame preguntarte algo: ¿cómo te hablas a ti mismo cuando se trata de comida y de tu cuerpo? Mejor aún: ¿dejarías que cualquier otra persona te hablara de esa manera? Por ejemplo, ¿qué sucede cuando te excedes en tu consumo de dulces, comida de consuelo o cualquier otro alimento? Cuando piensas en tus hábitos alimenticios, ¿tiendes a hacerlo en términos extremistas como *buenos* o *malos*, *virtuosos* o *desobedientes*? O lo que es todavía más importante: cuando piensas en *ti mismo*, ¿lo haces en esos términos absolutos según qué o cuánto comes?

Como toda relación complicada, nuestra conexión con la comida es multifacética y está ligada de forma indiscutible al vínculo *más* complejo de todos: aquel que tenemos con nosotros mismos. Cualquiera que haya tenido una relación de pareja adulta sabe que cuanto más íntimo es el lazo con alguien, más se evidencian sus defectos. Es fácil amar a una persona cuando las cosas fluyen con naturalidad. El amor "en las buenas y en las malas" es muy diferente: es *elegir* amar y comprometerse con esa persona *a pesar* de sus fallas. Eso puede ser aterrador (y todo un reto). No hablo de peculiaridades que se hacen pasar por supuestos defectos y que en realidad no constituyen verdaderas fallas (como ser un friki de la limpieza o un ladrón de sábanas); me refiero a cosas que pueden constituir problemas en potencia, como la manera en que tu pareja actúa cuando está bajo presión o se siente deprimida. Dependerá de ti y de tu pareja decidir si esas deficiencias posiblemente decepcionantes y complicadas son suficientes para continuar o terminar con la relación.

Cuando se trata de nuestra relación con *nosotros mismos*, simplemente no tenemos ese lujo; no podemos esfumarnos (al puro estilo de *no eres tú, soy yo*) cuando comemos de más o estamos inconformes con nuestro cuerpo. En vez de eso, recurrimos al castigo cuando lo mejor sería que enfrentáramos estas decepciones con compasión, tal como lo hacemos cuando nuestras personas favoritas nos defraudan. A mi parecer, el amor en las buenas y en las malas en una relación sana y duradera involucra a dos personas imperfectas que se rehúsan a abandonarse o a perder la esperanza la una en la otra. Es algo verdaderamente asombroso que hacemos no sólo por nuestra pareja, sino también por nuestros mejores amigos y otras personas que nos importan y en las que creemos. Entonces, ¿por qué casi nunca somos igual de tolerantes, considerados y compasivos con nosotros mismos, *sobre todo* cuando se trata de comer y de nuestro cuerpo? Idealmente todos deberíamos esforzarnos por tener un vínculo de este tipo, así como la capacidad de aceptar nuestras imperfecciones, no sólo porque nos hace sentir mejor, sino también porque es parte de la fórmula secreta que nos ayuda a cerrar la brecha de la intención-acción entre querer comer de manera más sana y tomar decisiones saludables de forma consciente todos los días. Así que imagina que te haces la promesa de tener ese mismo compromiso *contigo mismo*: en esos días en los que te sientes hinchado *y* con los jeans apretados, tras un mes de desenfreno o también después de una limpia de azúcar. Esto no significa que tengas que amar tus malos hábitos o incluso tu celulitis, pero sí necesitas aceptar que forman parte de ti y de tu historia (al menos hasta ahora). Sé que esto suena sensiblero, por eso te pido un poco de paciencia para explicártelo. Irónicamente, una vez que te aceptas a ti mismo de esta manera, sin la vergüenza y negatividad que nublan el espejo de tu perspectiva, *entonces* puedes descifrar tus bloqueos y empezar a trabajar en cosas que realmente tienes el poder de mejorar. Para empezar, sirve examinar qué tan bien te conectas contigo mismo y cómo te tratas en el día a día —qué tan bien escuchas tus deseos, descifras tus necesidades y eres autocompasivo—, pues todo esto afecta la calidad de tu relación contigo mismo.

Seguro piensas, bueno, todo esto suena muy bien, pero ¿qué relación tiene con la comida? Bueno, pues que el autocuidado (o la falta del mismo) también influye en tu relación con la comida, al jugar un papel central en el qué, por qué y cuánto comes, y cómo te sientes al respecto. El hecho es que los alimentos que elegimos y la forma en que comemos están íntimamente ligados a la manera en que pensamos sobre nuestro cuerpo (por ejemplo, *mi estómago es asqueroso* u *odio mis muslos*) y a la forma en que nos hablamos a nosotros mismos (*no tengo autocontrol* o *soy un flojo*), en especial cuando nos desviamos de nuestras buenas intenciones. Lo mismo sucede con el entendimiento que tenemos sobre nuestras historias alimentarias (que está "embrujado" por los fantasmas de las dietas pasadas). Tener una relación saludable con la comida significa jugar en tu propio equipo, de verdad, y no sólo cuando estamos en nuestra época más sana y estable.

Lo que he descubierto al trabajar con mis clientes es que este acercamiento a las relaciones alimentarias, acompañado de la aceptación de nuestros errores relacionados con la comida sin caer en la típica espiral de vergüenza, nos permite identificar y realmente ponernos a trabajar en superar los obstáculos que nos impiden tomar decisiones conscientes y constantes alrededor de la comida, todos los días. Esto es enorme, porque antes de siquiera poder cambiar tu conducta alimentaria tienes que estar dispuesto a confrontar el motivo por el que aún no practicas los hábitos saludables que deseas. A lo largo de los años en mi consultorio he visto un sinnúmero de patrones que reflejan por qué los clientes no concretan sus propósitos alimentarios, además de cómo y cuándo pierden el rumbo. Los obstáculos más comunes incluyen tener problemas de confianza relacionados con la comida, tratar de complacer a la gente (es decir, ceder ante las decisiones alimentarias de otras personas para mantener la calma), tener una mentalidad de *todo-o-nada* cuando se trata de comer, querer controlarse demasiado cerca de la comida, pasar de un extremo al otro entre atracarse y restringirse, y utilizar la comida como un vehículo para amplificar sentimientos positivos y olvidarte por un tiempo de los negativos. Cuando trabajo con mis clientes siempre empezamos por explorar sus obstáculos y tendencias alimentarias específicas. Y eso es exactamente lo que vamos a hacer aquí, aunque, en este caso, harás un análisis personal profundo, sin olvidarte de ser compasivo contigo mismo.

Es momento de DLR (definir la relación). Cualquiera que se haya debatido entre la incómoda zona gris de la exclusividad o no exclusividad al salir con alguien estará de acuerdo en que es mejor enfrentarse al *tenemos que hablar* de la manera más directa posible, porque, francamente, es importante saber en dónde estás parado. Lo mismo aplica para tu relación con la comida. Como dice la psicóloga Kelly McGonigal en su libro *El instinto de la fuerza de voluntad*: "La mejor forma de optimizar el autocontrol es entender cómo y por qué pierdes el control". Eso es de lo que hablo aquí: para cambiar tu conducta alimentaria necesitarás acercarte al sitio donde te encuentras ahora y explorar cómo llegaste ahí. Al igual que con cualquier otra relación, puede ser difícil confrontar tu carga emocional y tus tropiezos a lo largo del camino, pero recuerda: la meta no es castigarte por dar esos malos pasos, sino más bien entender cómo, cuándo y por qué has abandonado tus metas a largo plazo por tus deseos más inmediatos; este primer paso es crucial para cerrar la brecha entre tus intenciones y tus acciones. Para accionar las ruedas del cambio desarrollé el cuestionario DLR que te ayudará a investigar las causas de tu relación con la comida y, en específico, qué es lo que te ha impedido transformarla.

Al finalizar este cuestionario es probable que te identifiques con más de un tipo de obstáculo. Eso es normal, es parte de lo que te hace único. El objetivo de explorar los patrones comprendidos en cada una de estas categorías de obstáculos es incentivar la introspección sobre por qué has elegido determinados alimentos. Al hacerlo comenzarás a reconocer aquellos patrones que no te funcionan o que tal vez te impiden realizar cambios saludables duraderos. Cuando empiezas a pensar en tus "tendencias problemáticas" sin la atemorizante música de acompañamiento, lidiar con tu carga emocional relacionada con la comida no se siente tan intimidante, y puedes enfocar tu energía en reunir estrategias para enfrentarla. (No obstante, quiero aclarar algo: aquí no me refiero a los desórdenes alimenticios; más bien hablo de los problemas cotidianos que todos tenemos con la comida.) Sin más preámbulos, comencemos.

CUESTIONARIO:
¿CUÁLES SON TUS COMPLEJOS EN TORNO A LA COMIDA?

Para determinar cuáles son los obstáculos a los que te enfrentas con mayor frecuencia cuando se trata de comida, lee las siguientes afirmaciones bajo cada categoría y palomea aquellas que te describan.

PROBLEMAS DE CONFIANZA

- ☐ Las cenas familiares y tipo buffet son sumamente complicadas para mí; a menudo pierdo el control y termino por comer en exceso, muchísimo.
- ☐ Procuro no tener dulces o colaciones con mucho almidón o ____ ___________ [completa el espacio en blanco] en casa, porque temo comérmelos todos. De hecho sé que lo haré.
- ☐ No estoy familiarizado con la fuerza de voluntad; por alguna razón creo que no heredé ese gen.
- ☐ Conozco las nociones básicas de comer sano, pero no confío en mis decisiones cuando se trata de comida.

☐ No me siento conectado con mi cuerpo; no siempre estoy seguro de cuándo tengo hambre o cuándo he comido suficiente, simplemente no conozco mis propios límites.

☐ A pesar de mis buenas intenciones, con frecuencia termino por comer cosas que no debería o en exceso. Es un problema.

LA TRAMPA DEL COMPLACIENTE

☐ Cuando como con otras personas a menudo me dejo llevar por la corriente y permito que los otros elijan qué comer (y ordenar).

☐ En general prefiero no molestar. Por eso, cuando se trata de comer fuera, no me gusta ser una carga y preguntar un montón de cosas sobre el menú o pedir modificaciones.

☐ Hacer que los demás se sientan cómodos es muy importante para mí, y en diversas ocasiones he puesto los deseos y necesidades de otros antes de los míos.

☐ Podría decirse que soy una especie de camaleón en mis hábitos alimenticios; me gusta pertenecer y tiendo a imitar los hábitos de quienes me acompañan durante la cena.

☐ Cuando mis amigos o familiares quieren que coma más o pruebe algo que simplemente no me gusta, por lo general me siento a su merced y cedo.

☐ Me gusta hacer feliz a la gente y no quisiera que alguien se sintiera mal a causa de mis elecciones de comida. Básicamente no quiero defraudar a nadie.

MIEDO A LO MUNDANO

☐ Para mí, cenar fuera (y comer, en general) me brinda la oportunidad de soltarme el pelo y divertirme. Siento que me resto importancia si no me consiento al máximo.

☐ Francamente, comer sano o limitarme suena como un fastidio. Comer platillos deliciosos es una de las grandes alegrías de mi vida.

☐ Me gusta lo que mi estilo culinario —*todo-o-nada*— refleja de mi personalidad: mi lado divertido, aventurero y espontáneo, y pienso que los demás también aprecian eso de mí. Es una de mis cualidades emblemáticas.

☐ Me gustan las emociones fuertes y no soporto la idea de la monotonía en la comida.

☐ Trabajo duro, por lo que también quiero divertirme con el mismo empeño, y eso significa comer lo que yo quiera.

☐ A veces me preocupa que las personas piensen que soy menos divertido o agradable si modifico mis hábitos alimenticios.

DESEO DE CONTROLAR

☐ Por lo general soy alguien que acata las reglas; a mi parecer, entre más reglas existan cuando se trata de comida u otras decisiones relacionadas con nuestro estilo de vida, mejor.

☐ Comer lo mismo todos los días me hace sentir como que todo está bien en el mundo. Mi rutina me da una sensación de orden.

☐ Hay algunos alimentos que simplemente no me permito comer, porque me preocupa perder el control cuando me encuentre a solas.

☐ No espero que todo lo que coma me guste y eso está bien para mí. La consistencia es la clave.

☐ Me enojo conmigo mismo cuando como en exceso o las cosas equivocadas. Estoy íntimamente familiarizado con la culpa que provoca la comida.

☐ Ser bueno es importante para mí y apegarme a mis reglas alimenticias me hace sentir que le hago honor a eso.

UN PATRÓN INCONSTANTE

☐ No soy una persona a la que le gusten las cosas a medias: o me obsesiono con lo que hago o me siento totalmente desinteresado.

☐ Con frecuencia me emociona comenzar un nuevo proyecto, sin embargo, me cuesta trabajo mantenerme interesado después de que la novedad desaparece.

☐ En mi historial figuran muchas dietas; me encanta probar las últimas tendencias de salud y alimentación, aunque rara vez las mantengo a largo plazo.

- [ ] Por lo general me siento motivado para comer sano, pero en última instancia es mi entorno el que dicta lo que como; a menudo opto por lo más conveniente o por alimentos que me seducen con su aroma y apariencia irresistibles.
- [ ] A veces me involucro en proyectos sin pensarlo con detenimiento o entender por qué un acercamiento particular o una misión hacen sentido para mí.
- [ ] Con frecuencia me digo a mí mismo lo que debo o no debo hacer con base en lo que los demás están haciendo.

UNA CUESTIÓN DE DEPENDENCIA

- [ ] Tiendo a gratificarme con alimentos deliciosos para animarme cuando estoy triste o para celebrar los triunfos.
- [ ] A menudo picoteo cuando postergo mis tareas.
- [ ] Cuando me siento deprimido o abatido suelo tener problemas para controlar mi forma de comer; picoteo para calmarme incluso después de sentirme lleno.
- [ ] Cuando se trata de comida, tiendo a vivir en el presente, y como lo que me hará sentir bien en el momento.
- [ ] Odio sentirme emocionalmente indispuesto; consumir alimentos sanos suele alegrarme y hacerme sentir mejor como pocas cosas pueden hacerlo.
- [ ] Con frecuencia la comida me ayuda a lidiar con situaciones molestas o sentimientos inquietantes. Aunque esto funciona durante un tiempo, por lo general me lleva a comer en exceso y al final me siento mucho peor.

Si escogiste dos o más opciones de estos patrones de obstáculos, a continuación podrás leer el análisis correspondiente a cada uno de ellos —sobre todo de los que apliquen en tu caso—. Esto te dará algunas pistas sobre el motivo por el que has luchado con tus problemas alimenticios. Pero no te preocupes. ¡Aquí no juzgamos a nadie! Todos tenemos problemas —nuestra propia combinación—, así que el reto está en entenderlos, encontrar herramientas para enfrentarlos y aprender a vivir con ellos de una forma sana que sea fácil de mantener. Sí se puede, *te lo prometo*.

Problemas de confianza

No siempre confías en ti mismo cuando se trata de comida. Quizá no tienes algunos alimentos como dulces o papas en tu casa porque temes comértelos todos. O tal vez les tienes pavor a las comidas familiares, porque al salir de ellas sueles sentirte mucho más lleno de lo razonable. Al igual que muchos de nosotros, durante la infancia seguro aprendiste a asociar la comida con bienestar y recompensas —gracias a los conos de helado después de un mal día y a la pizza para las ocasiones especiales—, y ahora es la comida a la que recurres en ambas situaciones. Las causas de estos problemas pueden hallarse en el hecho de que tal vez no confíes en tu sistema interno de controles y contrapesos; dicho de otra manera, es posible que hayas perdido el contacto con tus señales de hambre y saciedad.

Incluso podrías ser un *dietista permanente*, es decir, una persona con un historial largo de dietas, muchas de las cuales fueron restrictivas e insostenibles. El proceso es más o menos así: en un inicio seguiste las reglas estrictas, y tuviste algo de éxito en tu pérdida de peso, pero con el tiempo te desviaste *absolutamente* del plan y tus avances se revirtieron. Pese a que en ese momento te sentiste terriblemente mal contigo mismo, tuviste la determinación de mejorar, así que reiniciaste el proceso una vez más con otra dieta insostenible. Y así sucesivamente, hasta producirse el daño definitivo: desconfiar de tu propio juicio y autocontrol sobre la comida. De hecho, las investigaciones muestran que muchos de los individuos que se la viven a dieta de alguna manera pierden sensibilidad ante sus propias señales de saciedad; como resultado, sus conductas alimentarias suelen estar motivadas por fuerzas externas o ambientales. Esto puede sonar como un mal augurio, pero te aseguro que no tiene por qué serlo.

La trampa del complaciente

Como un espejo, tiendes a reflejar las conductas de la gente que te rodea (en general, pero sobre todo al comer). Cuando se trata de comida, esto significa que a menudo dejas que otras personas tomen decisiones por ti. Tal vez piensas que esto te hace agradable o relajado, sin embargo, si somos honestos, al mismo tiempo cedes el control de lo que metes a tu organismo. En definitiva no estás solo. Un par de estudios publicados en el *Journal of Social and Clinical Psychology* encontraron que los individuos que poseen un gran deseo de complacer a los demás y mantener la armonía social comen más cuando creen que sus acompañantes quieren que lo hagan.

El problema es que te vuelves el mal tercio en tu relación con la comida. Tener este perfil de personalidad supone un reto interminable, ya que debes hacerle frente al sabotaje inadvertido o a aquellas personas que, por alguna razón, quieren que comas más o te excedas en algunas cosas. Además, cuando siempre dejas que los demás te digan qué debes comer, es difícil distinguir entre lo que *en verdad* quieres y necesitas. Esto puede alimentar tu propio estrés y tu propia frustración. No obstante, es momento de comprender que ponerte a ti primero en estas situaciones no te convierte en alguien complicado. Necesitarás desafiar esta noción para obtener los resultados que deseas.

Miedo a lo mundano

Eres una especie de maximalista, con una mentalidad de *todo-o-nada*. Seguro trabajas duro, estás bajo mucha presión (en el trabajo, en la casa o en algún otro lugar), y la comida es una de las maneras en que te consientes —al ordenar la cosa más decadente en el menú o excederte en el consumo de alimentos que quizá no sean los más sanos, pero que te brindan un gran placer—. En algunos de mis clientes esta mentalidad caracteriza su forma de moverse en el mundo y de relacionarse con otras personas. Así que comprendo que la idea de tener que limitar tu espíritu culinario libre y aventurero puede parecer una amenaza a tu identidad. Quizá también te preocupe que si las personas notan que comes más sano, recibirás más atención de la deseada, o lo que es todavía peor, que si no te apegas a ello todos lo sabrán.

Lo cierto es que tal vez le has dado demasiada importancia a la comida como fuente de placer y recompensa, ya sea porque no obtienes placer de otras maneras o porque tu alto nivel de estrés no sólo hace que desees probar comida decadente, sino también disfrutar de su efecto calmante. Los científicos del comportamiento coinciden en que un gran estímulo para picotear no es el hambre, sino el placer anticipado de saborear alimentos hiperapetitosos. Esto puede ser especialmente cierto para ti, y aún más en momentos estresantes. Después de todo, el aumento en la exposición al cortisol derivado del estrés crónico puede amplificar el sistema de recompensa del cerebro, lo que hace que el deseo por estos alimentos sea todavía más fuerte. El problema no es que te apetezca la comida deliciosa —eso en realidad es *fantástico*—, sino que tus elecciones alimenticias se basen, en primera instancia, en esta conducta de recibir una recompensa, la cual puede mermar tu capacidad de ver el panorama completo.

Deseo de controlar

Tus hábitos alimenticios hiperdisciplinados pueden hacerte sentir como que dominas el juego de las dietas. Sin embargo, entre tus listas de alimentos buenos y prohibidos, así como tu tendencia a ser sumamente duro contigo mismo, es probable que no disfrutes mucho tus comidas, y eso es un fastidio, por decir lo menos. Para no descarrilarte, quizá comas las mismas cosas día tras día, comida tras comida. Te apegas a lo que conoces y a lo que te hace sentir cómodo, pero esta técnica del Día de la Marmota no sólo te impide disfrutar lo que comes, sino que también te da un falso sentido de calma, cuando en realidad causa más estrés (un estrés innecesario). Además de que es contraproducente. Casi sin notarlo, ejercer una fuerte restricción cognitiva sobre tu alimentación (cuando te obsesionas con qué o cuánto debes o no debes comer) puede aumentar la producción de las hormonas del estrés (¡hola, cortisol!), lo que hace que se te antoje el azúcar y entonces comas de más. Como es el caso, un estudio de 1994 publicado en la revista *Appetite* encontró que las personas que son más rígidas en su forma de comer tienen *más* probabilidades de perder el control alrededor de la comida que sus contrapartes más flexibles.

Si este patrón surge de la ansiedad, del exceso de estrés o de un antecedente de pérdida de control con la comida, es un hecho que te hará sentir terriblemente mal. El problema es que, si en el pasado has hecho dietas restrictivas, las señales regulatorias internas de tu cuerpo (aquellas que te indican a nivel fisiológico cuándo tienes hambre o cuándo has comido suficiente) pueden estar seriamente descontroladas. Si lo piensas, esto tiene mucho sentido, porque para poder apegarte a una dieta drástica has practicado diciéndole a tu cerebro que no escuche a tu cuerpo, y con el paso del tiempo el cerebro le ha hecho caso.

Un patrón inconstante

Cuando se trata de salir con alguien, no siempre quieres lo mismo. A veces nada se compara a la comodidad de tener un pretendiente estable; otras veces sólo ansías la emoción de jugar con tus opciones. Este enigma también puede suceder con la comida: algunos días tienes la motivación de comer sano; otros días... no tanto. Aunque te atraiga la idea de bajar de peso o renovar tu dieta, tal vez no te hayas comprometido del todo para hacer que esto suceda. De hecho, a menudo es tu entorno el que determina lo que comes, lo cual significa que, a pesar de tener metas legítimas para comer de forma sana, con frecuencia optas por lo que es conveniente o lo que te apetece en el momento. A menudo estas conductas están tan arraigadas y son tan automáticas que es casi imposible realizar verdaderos cambios a menos de que estés dispuesto a tomar conciencia de tus actos. Tal vez no estés del todo convencido al respecto. O tal vez no tengas claro qué es lo que en realidad quieres o por qué lo quieres, por lo que quizá tengas sentimientos encontrados. De cualquier forma es importante descubrir cuál es tu verdadera motivación y por qué quieres hacer estos cambios a largo plazo. Tal vez tu principal motivación sea extrínseca (porque alguien te dijo que deberías hacerlo, por ejemplo), en vez de una motivación intrínseca que es importante para ti a nivel personal (porque *tú* quieres verte y sentirte como la mejor versión de ti mismo). Las razones intrínsecas siempre trascienden a las extrínsecas.

Es momento de hacer un examen de conciencia. Piensa bien qué es lo que quieres y qué es lo que te impide conseguirlo. A veces querer ser más sano es una idea de la que se habla mucho, como ayudar a alguien a mudarse: suena bien en teoría, y puede ser algo que piensas que *deberías* querer hacer (o que una pareja, amigo o familiar quiere que hagas). También considera lo siguiente: ¿temes arriesgarte porque existe la posibilidad de fallar? O quizá, y a veces esto resulta más atemorizante, ¿temes triunfar porque entonces tendrás que lidiar con el resto de los pendientes en tu lista de superación personal? Una vez que descifres esto estarás en una mejor posición para medir tus objetivos de largo plazo contra tus deseos de corto plazo y así mejorar tus hábitos alimenticios de forma consistente.

Una cuestión de dependencia

La comida funciona como un soporte para muchos de tus sentimientos: buenos, malos y todos los demás. Es probable que desde la infancia hayas aprendido a utilizar la comida como una recompensa (recibir una paleta después de una inyección en el consultorio del doctor) o como una manera de autocalmarte (tras una pelea con un amigo), y también has aplicado ese patrón durante la adultez. De manera consciente o inconsciente asocias algunas recompensas alimenticias como la ruta más eficiente para sentirse bien. Puede ser que cuando tu medidor de estrés está por las nubes te sientas especialmente fuera de control con la comida, porque tal vez no tengas otras estrategias para afrontarlo. O quizá a nivel inconsciente tratas de aminorar o suavizar sentimientos de malestar o angustia a través de la comida, porque siempre te ha funcionado. De cualquier manera la comida se ha convertido en tu remedio por excelencia. Esto, querido amigo, es sumamente común, pero no es tu mejor opción.

Es cierto que la comida ofrece un alivio temporal a los sentimientos desagradables, tanto física como emocionalmente. Por un lado, comer puede distraerte de aquello que te molesta en un momento dado; por el otro, consumir alimentos deliciosos (sobre todo dulces y repletos de almidón) puede activar el centro de placer de tu cerebro como una máquina de *pinball*, al darte una dosis de serotonina que entumece los sentimientos negativos en el momento. Pero comer por motivos emocionales simplemente no funciona a largo plazo, porque con frecuencia terminas por comer en exceso y por sentirte mucho más estresado al respecto. Si te identificas con este patrón seguro conoces el efecto de comer en exceso-arrepentirte-repetir, aunque tal vez no te des cuenta de lo que sucede a largo plazo. Diversos estudios sugieren que cuando las personas tratan de aliviar su angustia por medio de la comida también pueden desprenderse a nivel emocional, lo que resulta en una menor autoconsciencia y un mayor consumo desinhibido de alimentos con el paso del tiempo. Y eso no es lo que buscas, ¿cierto?

Domar estas tendencias

Permíteme aclarar algo: no debes preocuparte si algo de lo que digo aquí resulta doloroso. Lo cierto es que todos lidiamos con estos problemas: es una cuestión de naturaleza humana, porque los obstáculos no son fracasos personales, son algo inherente a la condición humana.

En su libro *F*ck feelings* el psiquiatra Michael Bennett lo explica a la perfección: "Siempre existirá algo que, al menos por un tiempo, rebasará el control humano y provocará que hagamos cosas de las cuales nos arrepintamos, y pensar lo contrario sólo nos hace estúpidamente más vulnerables". Esto es cierto cuando se trata de comer y de muchas otras cosas, así que dejemos de castigarnos por tener debilidades y tratemos de aprender a vivir con ellas. Muchos de nosotros creemos que si somos lo suficientemente "buenos" o "fuertes", entonces podremos tener completo control sobre nuestras tentaciones y antojos, pero así no es la vida real. Sin embargo, una vez que entendemos la naturaleza de nuestros límites y obstáculos, entonces podemos descifrar cómo manejarlos, y ése es el objetivo aquí.

Ahora que tienes una idea más clara de cuáles son los problemas subyacentes en tu relación con la comida puedes tomar los pasos necesarios para enfrentarlos de una forma específica y efectiva. Si acabas de descubrir que luchas con distintos obstáculos no entres en pánico; a menudo estos patrones tienen mucho en común. Por ejemplo, los problemas de confianza, el deseo de controlar, las cuestiones de dependencia y los patrones inconstantes por lo general obedecen a una falta de confianza en tu propio juicio sobre la comida y se exacerban por un diálogo interno negativo; en contraste, el miedo a lo mundano, un patrón inconstante, las cuestiones de dependencia y el deseo de controlar casi siempre obedecen a emociones intensas y sin procesar. Entretanto, la trampa del complaciente, el miedo a lo mundano y el deseo de controlar pueden estar influenciados por factores y valores individuales de la personalidad, mientras que la trampa del complaciente, los problemas de confianza, el miedo a lo mundano y un patrón inconstante por lo general obedecen a tu respuesta ante otras personas, así como las señales de tu entorno.

A veces una ilustración vale más que tropecientas palabras. Así que, para los amantes de las infografías, aquí está un diagrama de Venn que aclarará todo el panorama. Si los diagramas de Venn te traen malos recuerdos de la secundaria, no te estreses. El punto es mostrarte las relaciones naturales y los rasgos que coinciden entre los diferentes patrones de obstáculos:

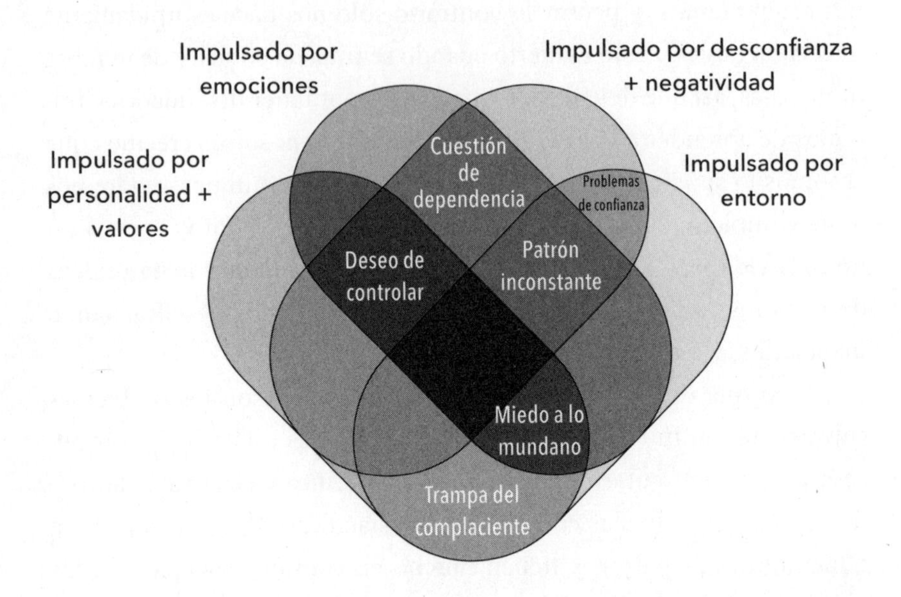

Sé que parece complicado. Pero el punto es que la mayoría de nuestros impedimentos para comer sano, al menos en una parte, coinciden y están interconectados, porque todos somos susceptibles a una amplia gama de influencias que pueden descarrilarnos. Estas fuerzas nos hacen comer en exceso y emplear conductas desfavorables que priorizan nuestros deseos inmediatos sobre nuestras metas a largo plazo, lo que nos mantiene atrancados en neutral (o reversa). La realidad es que estas fuerzas siempre estarán presentes, así que será tu responsabilidad mejorar tu forma de anticiparlas e identificar tus vulnerabilidades personales para empezar a tomar decisiones conscientes con respecto a la comida que se alineen con tus metas finales. *Eso* es precisamente lo que obtendrás en los próximos capítulos. En el capítulo 2 aprenderás cómo tomar medidas adicionales para liberar tu carga emocional relacionada con la comida, con el fin de que puedas utilizar esos hallazgos para impulsarte hacia adelante.

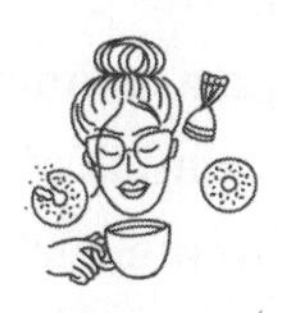

2

Desentraña tus complejos emocionales en torno a la comida

Todos en el algún momento nos sentimos vulnerables e inseguros, con recuerdos y asociaciones que se manifiestan de mil maneras tanto en nuestra vida amorosa como en nuestros hábitos alimenticios; ésta es una parte inevitable de ser humano. De hecho, es raro conocer a alguien que piense en la comida sólo en términos de su función más básica: como una fuente de sustento vital y de placer. Para la mayoría de nosotros la comida y comer en general son temas que poseen una enorme carga emocional. Piénsalo: más allá de nutrirnos y fomentar la unión con las personas que amamos, la comida también es un poderoso símbolo de seguridad y comodidad, recompensa y buenos ratos, e incluso de cortejo y seducción (*¿Alguien pidió ostras?*).

Como casi todo en la vida, nuestras conductas alimentarias tienen raíces personales y culturales. Las adoptamos al observar a las personas que nos crían y con quienes compartimos nuestro hogar, al ver a nuestros amigos y colegas, y al reparar en las normas sobre la comida y el acto de comer que se muestran en los medios de comunicación. Con el paso del tiempo aprendemos que comer es una vía para afirmar nuestros gustos y preferencias particulares (por ejemplo, la opinión dividida que la gente tiene sobre el cilantro: o le fascina o lo aborrece), y en ese sentido las elecciones individuales de comida pueden utilizarse para expresar quiénes somos y cuáles son nuestros intereses. También nos forjan las creencias y actitudes que escuchamos con regularidad: que ciertos alimentos y conductas alimenticias pueden hacernos *más* o *menos* atractivos; que cierta comida es "buena" y otra "mala"; y que las personas con autocontrol frente a la comida son héroes virtuosos, y los otros, plebeyos impulsivos. Incluso el término "modales en la mesa" implica que hay una *buena* y una *mala* forma de comer (y hacerlo mal es, *por lo menos*, descortés). Como dijo D'Arcy Wentworth Thompson, un estudioso del siglo XIX, en su libro *Sobre el crecimiento y la forma*: "Todo es como es porque llegó a ser de esa manera", lo cual suena un poco críptico, pero en realidad significa que observamos, interpretamos y aprendemos de estos patrones, les damos nuestro propio toque y, con el tiempo, los interiorizamos.

Es hora de abandonar la clase de Antropología I e ir directo al grano: para muchos de nosotros elegir qué comer (y qué *no* comer) conlleva una gran carga emocional, ya sea que nos demos cuenta de ello o no. Cuando escuchamos hablar sobre relaciones de pareja que terminaron de forma trágica, aunque siempre existen historias de engaño y drama, la mayoría de las rupturas involucra una muerte lenta y silenciosa de la relación: un pequeño desacuerdo tras otro que crea un distanciamiento cada vez mayor que, en algún punto, ya no puede ser ignorado. Sin afán de deprimir a nadie, ésta es más o menos la manera en que veo desarrollarse los conflictos emocionales en torno a la comida. Una y otra vez nos sentimos decepcionados por nosotros mismos, pero no estudiamos las causas de raíz, y al final perdemos la esperanza en nuestra capacidad de hacer cambios saludables y conseguir nuestras metas. Entonces no lo hacemos. *Esto no significa que todo esté perdido*. No obstante, estos complejos emocionales pueden descarrilarnos cuando se trata de comer sano de forma consistente, así que la clave está en impedir que estos obstáculos o estas desviaciones nos detengan.

Ponle fin al juego de la culpa

El problema es que muchos de nosotros respondemos ante estas recaídas alimenticias librando una batalla interna, con una mezcla de crítica implacable, culpa, vergüenza y apatía. Cualquiera que haya experimentado este incómodo coctel emocional sabe que genera *mucho* estrés. Es una táctica draconiana que no sólo se siente terrible, sino que tampoco funciona. A menudo cuando nos reprendemos para estar en forma, esto tiene un efecto de rebote, lo cual mina nuestra motivación para empezar de nuevo. En esos momentos vulnerables no pensamos en cómo aprender de nuestros errores; estamos demasiado ocupados en mitigar nuestra irritación, por lo que solemos recurrir a la comida que nos hace sentir bien para obtener un alivio temporal. Este fenómeno es tan real que incluso tiene un nombre científico legítimo y formal —alimentación contrarregulatoria—, pero los investigadores también se refieren a él como el *efecto qué-más-da*: cuando las personas consideran un desvío (menor) de sus intenciones dietéticas —como comer un pedazo de pizza o un *cupcake*— como un fracaso colosal, la combinación de culpa, vergüenza y frustración que experimentan les genera un falso sentido de impotencia. Entonces acaban por mandar todo al diablo y comer lo que se les antoje. Esta situación puede conducir a un ciclo de desenfreno del cual se arrepentirán más adelante, seguido de cada vez más desenfreno y más arrepentimiento, y así sucesivamente. En vez de comerse un pedazo de pizza y cerrar la caja por la noche, una persona llena de culpa diría: "Qué más da, de todas formas ya arruiné todo. Ya mejor me acabo toda la pizza".

Cualquier contratiempo puede desencadenar esta cascada negativa de emociones. En un estudio publicado en un número de 1998 del *Journal of Abnormal Psychology* investigadores de la Universidad de Toronto manipularon una báscula para hacerle creer a un grupo de comedores restrictivos y no restrictivos que pesaba 2.3 kilos más o menos de lo que creía. Como podrás haber adivinado, los comedores restrictivos a quienes se les dijo que tenían 2.3 kilos de más se sintieron deprimidos, culpables y decepcionados consigo mismos. Los comedores no restrictivos se mostraron menos vulnerables ante estos efectos emocionales. No es de sorprenderse que, cuando a los comedores restrictivos se les aplicó una "prueba de sabor", éstos consumieron bastante más comida que los demás grupos —un ejemplo del *efecto qué-más-da* en acción—.

Veamos el caso de mi excliente Jason, un ejecutivo publicitario: es un aficionado a la comida que aprecia las cosas más finas (léase *lujosas*) de la vida. Sin embargo, en un mes de diciembre no pudo dejar de comer los dulces rancios de Halloween de sus hijos. Lo hacía a escondidas y ocultaba las envolturas de su esposa e hijos, pues sentía una vergüenza absoluta. Durante nuestras sesiones indagamos más a fondo, y le mencioné que, con base en su historial de amar las cosas más finas de la vida, este patrón no tenía mucho sentido, después de todo, lo que comía en esos momentos no eran chocolates artesanales, sino los antiguos Tootsie Rolls que estaban tan duros como para partir un diente. Descubrimos que estaba rebasado de trabajo, lo que le generaba un estrés enorme y le provocaba antojos por cosas dulces, y en la noche, cuando pensaba en todo lo que tenía que hacer al día siguiente, perdía el control y prácticamente inhalaba las sobras de dulces después de que su familia se fuera a acostar. Y lo peor de todo es que *ni siquiera lo disfrutaba*.

Para superar esto primero debía dejar de juzgarse a sí mismo por querer darse un gusto y abandonar el debilitante juego de la culpa. Hablamos sobre lo que para él significaría conseguir unas trufas de chocolate oscuro de buena calidad y comerse una después de la comida o la cena, sin culpa, y saborear cada bocado. Al plantearlo de esta manera, consentirse con algo dulce dejaba de ser una travesura. Después de comer la trufa nada se había arruinado, y cuando se tomaba el tiempo de disfrutarla poco a poco le resultaba tan rica que incluso no necesitaba comerse otra (casi siempre). Ser autocompasivo y crear un plan de acción serio para sus antojos apartaba la culpa y vergüenza paralizantes y lo dejaba libre para darse un gusto, para después pasar a la siguiente cosa.

Es personal

Como descubrió Jason, para cambiar o mejorar tus hábitos alimenticios es vital desligarte de la espiral de vergüenza. Eso es todo un reto porque las personas por lo general se toman sus fracasos dietéticos de forma personal, como si éstos revelaran algo profundamente desagradable y defectuoso sobre su carácter. También solemos interpretar cualquier recaída en nuestros hábitos alimenticios en términos absolutos, es decir, con pensamientos como: "Soy un fracaso absoluto". Esta mentalidad de blanco o negro dificulta *no* tomarse cualquier indiscreción dietética como algo personal, porque suele percibirse como una pérdida total de control, en lugar de un mal momento, aunque no uno de vida o muerte. En nuestra sociedad el autocontrol y la fuerza de voluntad son consideradas como las máximas virtudes, por lo que si no has logrado controlar tu conducta alimentaria con efectividad, el mito erróneo pero generalizado es que careces de control. Esto produce baja autoeficacia —la idea de que no tienes ni la voluntad ni la manera de conseguir lo que quieres—, lo cual puede derivar en una profecía autocumplida de no conseguir tus metas para estar más saludable. No obstante, te aseguro que esto no tiene por qué ser así.

Para poner las cosas en perspectiva míralo de esta manera: si mandaste a volar a tu última pareja porque te trataba mal, ¿acaso eso te convierte en una basura en el amor? *Exacto*. Lo mismo aplica para los fracasos en tus relaciones previas con la comida. Sin embargo, a menudo nos tomamos estos deslices como algo personal y los integramos a la forma en que nos vemos a nosotros mismos; luego nos castigamos y acabamos por sentirnos peor, como si estuviéramos destinados al fracaso. Por otro lado, si te animas a ver estos deslices como productos de tu *esfuerzo*, en vez de como defectos personales —por ejemplo, como clara evidencia de que eres débil e incompetente—, tendrás mayores posibilidades de aprender de tus conductas alimentarias nocivas y mejorar tu estrategia. En contraste, cuando las personas atribuyen las recaídas en su camino hacia la alimentación saludable a una falta de *habilidad* en lugar de, por ejemplo, a no planear o hacer el esfuerzo adecuados, es más probable que se den por vencidas cuando las cosas se pongan difíciles.

Como te diría cualquier profesor de historia o director general de una empresa: el fracaso tiene la habilidad de enseñarnos mucho. De hecho, muchos argumentan que el fracaso no sólo es didáctico y normal: es *vital*. Pero entonces ¿por qué cuando se trata de comida, si bien *podemos* aprender de nuestras recaídas, al final del día éstas nos hacen sentir como víctimas débiles? Bueno, para empezar, la forma en que percibimos las recaídas personales de este tipo tiene mucho peso. ¿Cuál es la solución? Cultivar la autocompasión te permite cuestionar a tu juez interno de una manera que podría mejorar tu conducta alimentaria. Es en serio. Por ejemplo, considera lo siguiente: si te dices a ti mismo: "Comí de más durante la cena porque carezco de autocontrol", lo más probable es que tengas pocas ganas de cambiar tu estrategia; en contraste, si reconoces: "Comí de más durante la cena porque en realidad no planeé bien las cosas o no puse atención", eso te da algo específico y constructivo con qué trabajar. Se trata de replantear las razones por las que no comiste como habías planeado y enfocarte en cómo mejorar tu estrategia para el futuro.

Contrario a la creencia popular, la autocompasión no es un pase libre *new age* que fomenta comer sin límites; en realidad ayuda a *mantener* las conductas impulsivas a raya. La autocompasión se reduce a tratarte con amabilidad, no a criticarte con severidad y desaprobación cuando las cosas no salen como habías planeado. La gente asume que ser hiperautocríticos es lo que nos mantiene bajo control, y que si somos *demasiado* compasivos respecto a la comida o con nuestro cuerpo perderemos esta ventaja y nos dejaremos ir. Pero la realidad es otra, porque la vergüenza y los sentimientos de insuficiencia son disparadores comunes de las conductas de búsqueda de recompensa (léase *atracón de azúcar*), las cuales están desvinculadas de nuestras metas a largo plazo. Una de las principales razones por las que la autocompasión ayuda a las personas a recuperarse de los supuestos contratiempos alimenticios es que, sin la espiral de vergüenza, el ciclo de *qué-más-da* básicamente no tiene a dónde ir, porque no hace falta escapar de los sentimientos desagradables que comúnmente le siguen.

De esta manera, tener autocompasión no promueve la gratificación inconsciente; más bien facilita y posibilita un acercamiento curioso a los traspiés relacionados con la comida, ayuda a aprender de ellos y a manejarlos mejor en una próxima ocasión. Suena bien, ¿no crees? Así que cuando te sientas decepcionado a causa de tu conducta alimentaria, en lugar de ridiculizarte y alzar la voz (dentro de tu cabeza), *analízate*. El objetivo es darte cuenta de cuáles son tus obstáculos emocionales y cómo afectan tus elecciones de comida; de esta manera puedes aprender de los contratiempos, en vez de dejarlos que arruinen tu progreso.

En el capítulo anterior identificaste tus principales obstáculos con respecto a la comida y cómo impactan en tu conducta alimentaria. El siguiente reto es descifrar cómo utilizar esas pistas para impulsarte hacia adelante. Para empezar necesitarás rescribir el guión que se ha reproducido en bucle en tu cabeza.

Ésta es la forma de hacerlo con cada obstáculo:

Problemas de confianza

Es probable que conozcas los motivos de tus problemas de confianza con la comida, ya sea que no tengas fe en tu habilidad de elegir alimentos saludables, que no confíes en las señales de hambre y saciedad de tu cuerpo o que temas ser tentado por influencias externas. De cualquier manera, parte de rescribir tu historia involucra renunciar a la vergüenza y a la autocrítica implacable, y cambiar tu diálogo interno. Podrías modificar la frase "soy un total fracaso cuando se trata de autocontrol" a "es evidente que mis estrategias previas para lidiar con la comida no me han funcionado; ahora sólo necesito saber por qué". Así como no eres un fracaso en el amor sólo porque en el pasado no lograste mantener una relación romántica sana, la gente con este obstáculo simplemente no ha establecido una relación *correcta* con la comida.

Reconocer cómo el ciclo de *dieta permanente* (ve la página 27) te ha impedido avanzar debería ayudar a poner las cosas en perspectiva: no es que carezcas de autocontrol; lo más probable es que siempre estés distraído y desconectado de tus señales internas de hambre y saciedad, por lo que en todo momento existen fuerzas externas, que no son hambre verdadera, que te orillan a comer (por ejemplo, porciones grandes, cenas familiares tipo banquete, dramas varios, lo que hay en tu alacena). Parte del arreglo aquí es ir más lento, aprender a escuchar las señales internas de tu cuerpo y siempre tener a la mano alimentos saludables medidos con antelación, como nueces asadas y crudités, que te ayuden a manejar tu hambre entre comidas.

La trampa del complaciente

No es necesario sentirte mal contigo mismo, sin embargo hay algo que debes escuchar: sacrificar tus metas, necesidades y deseos de recuperar tu salud por los intereses de alguien más puede hacerte sentir *bondadoso*, pero también te puede poner en desventaja frente a las demás personas. Además, aunque cenar con otros puede ser una gran oportunidad para establecer lazos, ese aspecto desaparece una vez que imitas la conducta de tus acompañantes por completo, porque en esencia te vuelves invisible. Y dado que acallar tus propios deseos se ha convertido en un hábito, es probable que te cueste más trabajo descifrar cuándo tienes hambre o estás satisfecho de verdad y determinar con precisión qué es lo que se te antoja. Y como estás tan conectado con las vibras y necesidades de tus acompañantes, seguro muchas veces te sientes estresado al comer, lo que complica todavía más evitar *comer en exceso*.

La realidad es que, en ocasiones, adoptar hábitos alimenticios más sanos *puede* sacudir las dinámicas sociales, pero eso no tiene nada que ver contigo. Es posible que tu pareja o tus amigos sientan que tus nuevos hábitos saludables los *presionan*, aunque sea sutilmente, a cambiar; o verte en acción puede provocarles sentimientos de inseguridad si aún no están en el mismo lugar que tú. Sin embargo, aunque es natural sentir empatía por sus problemas, francamente eso es asunto de ellos. Como ha puntualizado el psicólogo Edward Abramson, el peso corporal de las personas a veces puede funcionar como una especie de balance en las relaciones, lo que significa que cuando una persona baja de peso y la otra no, esto puede desequilibrar la dinámica y crear conflicto. Aunque esto tampoco es tu culpa.

A final de cuentas, si evitar este tipo de conflictos es más importante para ti que conseguir *tus* metas de salud, lo más probable es que no las logres. Pero si estás dispuesto a pensar en estos temas de una forma diferente, entonces estás listo para empezar. Perdónate por haber tenido un rol pasivo en el pasado y luego acepta y siéntete cómodo con la idea de decepcionar a las personas cuando se trata de comer. Si tu mejor amigo quiere pedir postre y tú no, él o ella deben sentirse libres de hacerlo, y si tu amigo tiene una reacción adversa, seguro es porque él o ella están reconsiderando *sus* elecciones de comida, *no* porque sea un fastidio estar cerca de ti. Así que olvida la noción de que priorizar tus necesidades te convierte en una pesadilla. *¿De acuerdo?* Apégate a tus decisiones y enfócate en lo que *tú* quieres obtener de una comida. Cuando comas fuera, revisa el menú con anterioridad cuando te sea posible y opta por pedir primero para evitar que tus compañeros influencien tus decisiones.

Miedo a lo mundano

La gente con este obstáculo por lo general no tiene que mirar al pasado tanto como al presente y el futuro. A menudo pienso que quienes consideran la comida decadente como la máxima recompensa y la comida sana como una versión menos atractiva no han explorado por completo lo deliciosos que pueden ser los alimentos saludables, sobre todo las verduras. No me refiero a las ensaladas tristonas y marchitas que sirven en los aeropuertos, sino a las verduras condimentadas y aderezadas que harán que se te haga agua la boca (literalmente). Si estás dispuesto a expandir los horizontes de sabor de tu paladar, entonces es probable que con el paso del tiempo veas tus elecciones de comida de forma diferente, así que cambiar de curso no será tan duro. Muchas veces se trata de desafiar las nociones sobre lo que son los alimentos saludables (*no* verduras al vapor flácidas o una pechuga de pollo chiclosa y sin piel).

También es importante entender que ordenar pollo rostizado con una ensalada verde grande en lugar de un gigantesco plato de pasta no cambia quién eres, tu identidad, y escoger una opción más sana no es un castigo. Para editar tu historia con la comida tienes que estar abierto a desafiar tu antigua manera de hacer las cosas. En vez de decirte a ti mismo que no te gusta la comida saludable podrías considerar que tal vez tengas una idea anticuada sobre lo que es la comida sana, o que en realidad nunca has probado una comida saludable que sea deliciosa y que esté bien preparada. En vez de asumir que si no comes con total desenfado te estás limitando, podrías pensar que comer sano es una recompensa en sí misma; después de todo cuidarás de ti mismo y esto te hará sentir muy bien. ¿Recuerdas cómo en la preparatoria el simple hecho de pensar en la persona que te gustaba te ayudaba a pararte de la cama por la mañana? Y seguro también hacía que disfrutaras más la escuela. La clave está en canalizar este impulso que todos tenemos por sentirnos bien y utilizarlo en nuestro beneficio, al encaminarlo hacia conductas que realmente queremos convertir en hábitos. La forma más sencilla de lograrlo es empatar una conducta alimenticia deseada con una recompensa no alimenticia deseable. Entonces, si tras una semana ya perfeccionaste el control de porciones y la preparación de comidas, recompénsate con algo que te haga sentir muy bien y que no tenga nada que ver con la comida (como darte un masaje, ir al salón de belleza, dar una caminata larga con un amigo o descargar una nueva lista de reproducción musical); de esta manera comenzarás a asociar tu autocuidado con los beneficios saludables que te hacen sentir bien.

Deseo de controlar

Aunque pienses que criticar tu cuerpo y tus elecciones de comida puede ayudar a mantenerte a raya, lo que necesitas es relajarte. La obediencia de un sargento o la autonegación de un monje no son la meta aquí; de hecho, estas creencias no sólo son desagradables, sino que además pueden meterte el pie e impedir que escuches las señales de hambre y saciedad de tu organismo. La verdad es que no hay días perfectos o imperfectos cuando se trata de comida, y lo único que ocasiona esta manera de pensar es que te pelees contigo mismo. Cuando se trata de metas para mejorar la salud hay una enorme diferencia entre aspirar a la perfección y a *tu* mejor marca personal. La ironía de buscar la perfección es que a menudo es lo que perjudica tu capacidad de tener éxito, pues sesga nuestra perspectiva y hace que nos concentremos en el blanco incorrecto; además, provoca una gran pérdida de energía. En cambio, aspirar a conseguir tu mejor marca a nivel personal ofrece suficiente flexibilidad para cualquier contratiempo que se presente en tus elecciones de comida y conductas alimentarias. Esto es crucial para todos los seres humanos del planeta, *incluso* aquellos que tenemos rasgos de personalidad tipo A —ambiciosos, motivados y perfeccionistas, por mencionar algunos—.

También debes considerar las creencias que alimentan tu enfoque actual. Tal vez pienses que *debes* privarte para mantener hábitos saludables o perder peso, pero esta mentalidad de "sin dolor no hay recompensa" es totalmente innecesaria y te impide disfrutar de la comida por completo. Además, este enfoque con frecuencia resulta contraproducente, porque entre más restrictivos somos, más obsesivos nos volvemos con la comida. Está en la naturaleza humana querer (¡a veces de forma *desesperada*!) lo que *no podemos* tener. Ésta es la razón por la que la mayoría de las personas con las que trabajo que se identifican con este obstáculo tiene un historial de pensar en la comida *todo el tiempo.* ¡Imagina todo lo que podrías hacer con todo ese remanente de espacio mental! Si estás dispuesto a soltar un poco las riendas de la restricción al incorporar gustos conscientes estarás en el camino correcto para conseguir lo que quieres, sólo que, esta vez, de una manera sostenible.

Un patrón inconstante

El origen de tu relación inconstante con la comida sana puede ser un miedo al compromiso o alguna vacilación respecto a mejorar tu dieta. Aunque quizá en el pasado te sedujeron algunos planes de alimentación saludable, es probable que no tuvieras del todo claro por qué eran adecuados para ti; tal vez fue la novedad lo que más te atrajo del asunto. O como muchas personas tal vez te comprometiste a cumplir una serie de metas irreales y la decepción de no seguirlas al pie de la letra te mantuvo en una constante espiral de vergüenza. Como resultado, es lógico que desconfíes de tu capacidad para realizar cambios saludables.

Ahora tienes la oportunidad de cambiar esta dinámica al definir lo que quieres y por qué lo quieres, para después anclar estas metas a conductas realistas. Si no estás muy seguro de tu capacidad para realizar cambios saludables, ¿por qué no enfocarte en una meta pequeña y específica, como comer dos raciones de verduras al día durante tres días consecutivos? Lograr esto no radicará en tu habilidad innata para tener éxito, sino que más bien *dependerá* del esfuerzo que pongas para descifrar en dónde acomodar estas raciones de verduras y en qué consistirán. Así que adelante, demuéstrales a tus dudas que están equivocadas.

Una cuestión de dependencia

Así que has desarrollado un hábito de apoyarte en la comida cuando las cosas andan mal o para celebrar cuando las cosas salen bien —¡estás en buena compañía!—. No te preocupes: no es un signo de debilidad, sino más bien una señal de que no has establecido las mejores estrategias para lidiar con las emociones fuertes. El verdadero problema con este patrón es que te pone en un lugar idóneo para comer en exceso y después sentirte aún más estresado al respecto. En vez de comer porque tienes hambre, muchas veces acabas por picotear cuando las emociones subyacentes o las fuerzas externas te impulsan a comer.

A medida que avanzas trata de anticipar obstáculos potenciales que podrían desviarte de tu camino. Por ejemplo, si sabes que tener visitas en casa o asistir a cenas en días festivos inevitablemente te llevan a comer en exceso, prepárate de antemano con un plan de acción. También puedes combatir estas señales que hacen que comas de forma emocional al consentirte con actividades desligadas de la comida (piensa en masajes, autoliberación miofascial o *foam rolling*, saunas infrarrojos, acupuntura y otras formas de trabajo corporal). Hablo de desarrollar un sistema saludable de autocuidado, un tema que está muy en boga en el mundo del *wellness* hoy en día. El paraguas del autocuidado puede significar muchas cosas distintas, pero básicamente se trata de priorizar y hacer cosas que te hagan sentir lo bastante equilibrado como para enfrentar los estresores ineludibles de la vida cotidiana. *¿Y quién no necesita eso?*

MENTE SOBRE APETITO

Para bien o para mal, la forma en que pensamos sobre y percibimos algunos alimentos afecta nuestra manera de responder ante ellos. En un famoso estudio publicado en un número de 2011 de la revista *Health Psychology* investigadores de la Universidad de Yale le dieron a un grupo de participantes diferentes malteadas en dos ocasiones distintas: una fue descrita como un verdadero deleite, con un contenido energético de 620 calorías, mientras que la otra fue descrita como una bebida modesta de 140 calorías. Cuando convencieron a los participantes de que la malteada era decadente y altamente calórica, sus niveles de grelina (la hormona que estimula el hambre) disminuyeron de forma dramática después de consumirla. En contraste, cuando creyeron que la malteada era razonable, sus niveles de grelina se mantuvieron casi planos, lo que indicaba que no estaban del todo satisfechos con la versión más ligera y "libre de culpa" de la bebida. Esto es lo verdaderamente impactante: sin saberlo, los participantes recibieron la misma malteada de 380 calorías en ambas ocasiones.

La principal aportación de este experimento es que nuestros pensamientos pueden vencer a nuestro cuerpo en temas de comida. Los niveles hormonales de los participantes se vieron influenciados por cuán hambrientos o llenos *creían que debían estar*; su percepción sobre la decadencia de las malteadas afectó su satisfacción con ellas. Esto sugiere que cambiar nuestra mentalidad sobre ciertos alimentos puede modificar la respuesta de nuestro cuerpo ante ellos. *¿Qué loco, no?*

Reiniciar tu mentalidad

En el mundo real, mas no en el laboratorio, existen miles de fuerzas que conspiran en nuestra contra cuando queremos elegir alimentos que apoyen nuestras metas de largo plazo, pero cambiar nuestra mentalidad respecto a la comida saludable (y aquella que nos hace daño) sin duda puede ayudar. Si todo el tiempo fantaseas con probar alimentos dulces y no te interesan las verduras, hazte un favor y deja de pensar en lo dulce como el máximo placer y en las comidas protagonizadas por verduras en vez de pasta o almidones simples como una forma de privación o castigo. En otras palabras, si ajustas tu forma de *ver* la comida sana (de manera positiva), tendrás mayores posibilidades de elegir y disfrutar de ella; mientras tanto, si cambias tu manera de pensar sobre la comida poco nutritiva pero tentadora, seguro te será más fácil abstenerte de consumirla. Si eres un escéptico en lo que respecta a las verduras, prepárate para cambiar de idea cuando llegues a la sección de recetas en el capítulo 7.

Al igual que las relaciones amorosas fallidas pueden enseñarnos mucho sobre nuestros deseos, necesidades, límites y motivaciones, lo mismo sucede con nuestras "parejas alimenticias" previas. Así que es momento de descifrar qué salió mal en el pasado, identificar los factores que te impulsan a elegir alimentos que no coinciden con tus metas globales, y luego perdonarte. Sabemos que no es sano obsesionarse con revivir los momentos en que nos rompieron el corazón en el pasado, entonces ¿por qué lo hacemos con nuestras antiguas dietas? Aprendamos lo que podamos del pasado y luego dejémoslo atrás para que podamos superarlo y empezar a trabajar en cerrar la brecha de la intención-acción. Otra gran ventaja de abandonar tus complejos sobre la comida es que te puede ayudar a despejar el camino para enfocarte en otras cosas importantes para ti.

Por supuesto, tener claro lo que quieres y valoras es un paso crítico a la hora de establecer relaciones de pareja saludables, pues permite asegurarse de que ambas personas estén en el mismo canal. Lo mismo es aplicable a tu relación con la comida. Cuando descubres lo que quieres y lo que esperas de un cambio de conducta, es mucho más fácil separar las metas irreales, aquello que pensamos que *deberíamos* hacer pero que en realidad no planeamos llevar a cabo, porque refleja los valores y las prioridades de otros, no las nuestras. Es como ofrecerle ayuda con la mudanza al individuo con el que tienes sexo casual, aunque ni siquiera consideres acercarte a esa zona de desastre. Por ejemplo, algunas personas dicen que *deberían* cocinar la cena desde cero todas las noches o dejar el azúcar por completo, pero en el fondo esto no es muy realista, de hecho, ni siquiera se imaginan haciéndolo —éstas son metas falsas con promesas vacías que deberían descartarse—. En el siguiente capítulo aprenderás a visualizar el tipo de relación que deseas tener con la comida en un futuro y las acciones que debes llevar a cabo para lograrlo —con estrategias que funcionen para ti, en *tus* términos, y no porque pienses que *debes* hacer las cosas de otra manera—.

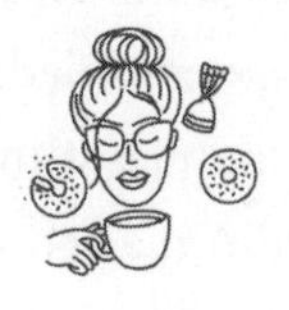

3

Conoce a tu futuro yo

Cuando de parejas románticas se trata, siempre nos atrae la gente misteriosa y espontánea, aunque también queremos un compañero confiable en quien apoyarnos cuando la vida nos dé limones (y para conseguir productos de higiene femenina en un apuro). De igual manera, con nuestras elecciones de comida queremos evitar el exceso de azúcar agregada, porque nos gustaría vernos y sentirnos muy bien (léase *ser la mejor versión de nosotros mismos*); por otro lado, cuando nos sentimos estresados por el trabajo, el llamado de los pasteles gratuitos en la oficina se vuelve, cómo decirlo... *palpable.* Prometemos tomar decisiones sensatas en restaurantes para alcanzar nuestras metas de ser más saludables, pero al mismo tiempo queremos poder relajarnos y darles rienda suelta a nuestros antojos. A menudo los deseos inmediatos ganan, sin embargo, esto *no* significa que todos seamos una bola de perdedores. Más bien quiere decir que, para muchos de nosotros, existe una gran desconexión entre cómo pensamos sobre nosotros mismos en el presente y cómo nos visualizamos en el futuro. Además, el cableado del cerebro humano favorece la predilección por lo dulce y almidonado —es un mecanismo de supervivencia, *no un defecto de diseño*—, porque en tiempos primitivos encontrar suficiente alimento era un enorme reto para nuestros antepasados. El problema es que nuestro cerebro moderno aún no ha recibido el comunicado de que ahora vivimos en un mundo de excesos.

Entre nuestro impulso natural por consumir alimentos dulces y almidonados, y la gratificación instantánea que ofrecen dichos alimentos, tendemos a enfocarnos más en nuestra satisfacción momentánea que en cualquier otra cosa. Los conductistas denominan este fenómeno como *sesgo del presente*, lo que significa que a menudo nos sobreenfocamos en las recompensas que podemos obtener en el aquí y ahora, y dejamos de considerar aquellas que podríamos experimentar en el futuro. Parte de la razón es que, a diferencia de la promesa de los beneficios inmediatos (como la oleada de placer que obtienes tras comerte una dona), las recompensas futuras no siempre parecen reales. Es como mandar mensajes de texto mientras manejas, algo que sabemos que es terriblemente peligroso, y, de todos modos, mucha gente que no es terrible lo hace: no es que las personas descarten los riesgos potenciales involucrados porque sean indiferentes ante el valor de la vida o porque les importe poco poner a otras personas en peligro, pero en *ese* momento en particular están mucho más enfocadas en leer o enviar un mensaje de texto que en una consecuencia desfavorable que no es seguro que suceda. Por otro lado, podría apostar que el mismo riesgo potencial de una lesión sería difícil de ignorar si estas mismas personas se hubieran visto afectadas por un accidente previo ocasionado por escribir mientras conducían. Por supuesto, no hay tanto en juego cuando se trata de comer, pero, como te podrás imaginar, nuestro sesgo del presente también influye en nuestras decisiones alimentarias. Para empezar, comer algo dulce o almidonado es *mucho* más placentero en el momento que, por ejemplo, leer o enviar un mensaje de texto; además, los resultados placenteros de comer sano no siempre son instantáneos. Lo que es más, al momento de elegir comida es menos probable que consideres las recompensas futuras de comer sano ahora si en realidad no crees que exista una conexión entre lo que comes hoy y cómo te sentirás el próximo mes. También es menos probable que priorices tus metas de ser más saludable si crees que no cuentas con lo necesario para tomar decisiones consistentes que te ayuden a alcanzarlas.

Ahora demos un giro y concentrémonos en el futuro: una buena parte de las investigaciones sugiere que la forma en que pensamos sobre nosotros en el futuro puede influir seriamente en nuestras decisiones alimentarias cotidianas. El problema es que muchos nos sentimos alejados de nuestras versiones futuras, por ello no tomamos las mejores decisiones sobre lo que comemos en el momento que nos beneficien a largo plazo. En otras palabras, terminamos por priorizar la oleada de placer que nos brinda el consumo de alimentos tentadores y por abandonar nuestras intenciones saludables, porque somos incapaces de imaginar e identificarnos con la autoimagen que deseamos. Puedes ver cómo esto contribuye a agrandar la brecha entre la intención y la acción, lo que impide que obtengas los resultados que anhelas. Esta tendencia miope está bien documentada, sobre todo cuando se trata del reto de ahorrar para el futuro. En un estudio de 2009 publicado en la revista *Social Cognitive and Affective Neuroscience* el psicólogo Hal Hershfield analizó la disposición de la gente de renunciar a recompensas monetarias inmediatas a favor de una recompensa más grande aunque aplazada, pero escucha esto: no había mucha diferencia entre lo que pensaban sobre sus versiones futuras y las de *completos extraños*. No es ninguna sorpresa que esta desconexión los hiciera preocuparse menos por cobrar una recompensa para la que tenían que esperar. Sin embargo, curiosamente, en una serie de estudios innovadores publicados en un número de 2011 del *Journal of Marketing Research* Hershfield encontró que cuando los participantes interactuaban con sus representaciones virtuales de mayor edad mediante la realidad virtual, tenían una mayor probabilidad de exhibir comportamientos que los beneficiarían en los años venideros, como priorizar sus ahorros a largo plazo. El objetivo de estos estudios era el intercambio de ganancias financieras por mayores recompensas en el futuro, así que si de pronto te preguntas por qué hablamos sobre planes de jubilación, la razón es que los mismos principios aplican a diversos tipos de comportamientos (*sobre todo* comer).

Para poner esto en perspectiva: muchos de nosotros estamos tan concentrados en lo que queremos en el presente que terminamos por tratar a nuestro futuro yo como un *completo desconocido.* Comemos alimentos panificados que no están en su mejor momento y hurgamos en nuestras alacenas todas las noches sin pensarlo dos veces, porque resulta mucho más complicado resistirse a los impulsos inmediatos por comer cuando estamos desconectados de nuestras versiones futuras. Sin embargo, debemos dejar de tratar a nuestro yo del futuro como un extraño, porque las investigaciones demuestran que entre más pensemos en nuestras versiones futuras, menos probabilidades habrá de que "mandemos al diablo" nuestras metas de largo plazo, ya sean financieras o de salud.

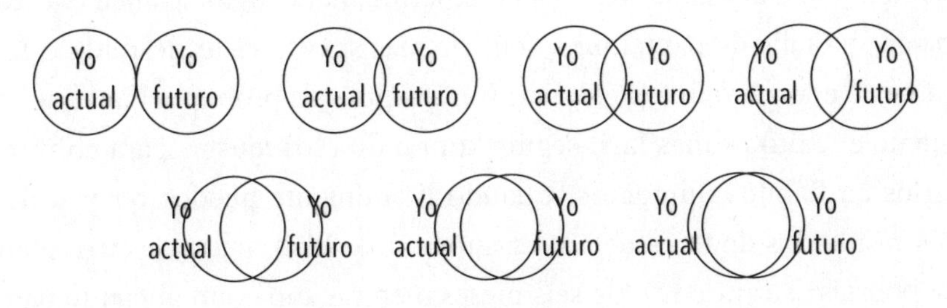

Tal como demuestran las investigaciones de Hershfield, cuando comienzas a pensar en la persona que serás como una extensión de la persona que eres en un momento dado, es mucho más fácil tomar decisiones en el aquí y ahora que se ajusten a lo que quieres para ti mismo más adelante (piensa en ello como hacerle un favor a la persona en quien te convertirás). Por ejemplo, cuando llegas tarde a casa después de salir una noche, pensar en tu yo del futuro (incluso tu *yo de la mañana siguiente*) puede alentarte a beber un gran vaso de agua e irte a dormir, en vez de arrasar con la comida del refrigerador o de la alacena. En vez de recaer en la conducta de elegir un pastelillo durante una junta aburrida, podrías decidir darle pequeños sorbos a tu café en beneficio de la próxima versión de ti mismo.

Uno de los mejores ejemplos de esto es a lo que yo llamo el fenómeno de la novia. Me encanta trabajar con novias porque siempre *logran lo que se proponen*: en mi experiencia, las novias son las clientas más dedicadas, disciplinadas y ambiciosas que existen, y eso es porque no perciben esos cambios saludables como una meta arbitraria; dado que sí pueden *imaginar* (a menudo con gran detalle) cómo se verán y sentirán esos cambios constantes, se conflictúan menos por las tentaciones pasajeras. Las futuras novias pueden visualizarse disfrutando de los beneficios de su trabajo duro: ponerse ese hermoso vestido y caminar con confianza por el pasillo hacia el altar. Ya sea que te importen o no las bodas y los vestidos blancos, déjame decirte que éste es un asunto poderoso.

Si alguna vez en el pasado tus esfuerzos por ser más sano han rendido frutos, entonces sabes cuán motivante es apegarte a esos hábitos alimenticios saludables tras haber experimentado algún avance (ya sea bajar una talla de pantalones, sentirte más sexy al estar desnudo o tener más energía o una piel vibrante). Después de probar lo bien que se siente el éxito es más fácil seguir honrando esos ajustes para convertirlos en hábitos duraderos. Cuando literalmente puedes *ver* y *sentir* los resultados de tu esfuerzo, es mucho más fácil imaginar cuán bien te podrías sentir dentro de seis meses o en un año —un aliciente para mantenerse en el camino—.

Conoce a tu futuro yo

Sé que no siempre es fácil visualizar una versión futura de ti mismo de forma tan abstracta. El primer paso es encontrar qué es lo que quieres para ti mismo en un futuro, con el fin de que puedas ponerte a trabajar en convertir tus intenciones en acciones concretas. Para inaugurar este proceso intenta realizar el siguiente ejercicio y observa qué imágenes vienen a tu mente:

Cierra los ojos e imagina la mejor versión de ti mismo para el próximo año. Aún conservas todos aquellos rasgos que te hacen único, pero ha pasado un año y has superado muchos de tus retos para ser más saludable y, para ser francos, *prosperas*. Ahora acércate a esta imagen. ¿Cómo te sientes? Para ser más específicos, ¿cómo te gustaría que se sintiera esta mejor versión de ti mismo dentro de un año? (Entre más vívida sea esta visualización, mejor será el resultado... así que no escatimes en detalles.) ¿Cómo quieres sentirte al levantarte de la cama? ¿Cuando estés en la regadera, te pongas crema en el cuerpo y te vistas? ¿Y cuando entres a la oficina? ¿Cuando estés de pie, hagas ejercicio o tengas sexo? ¿Pasas tu día lleno de energía y confianza? Vamos, cierra los ojos e imagina esto, yo aquí te espero...

De igual manera, piensa en las ventajas que tendrán tus metas de ser más saludable a futuro. ¿Qué te gustaría *hacer* físicamente el próximo año o el siguiente? Muchos tendemos a enfocarnos en una ocasión particular —cómo nos gustaría vernos en un evento importante o durante unas vacaciones—. Eso está muy bien, pero éstos son hitos extrínsecos y carecen de peso una vez que la ocasión especial ha finalizado. Un acercamiento más efectivo es imaginar los beneficios duraderos de *tu* esfuerzo y lo que te brindarán, ya sea tener más energía, una piel más clara y humectada o una mayor sensación de comodidad en tu cuerpo, ser capaz de bailar durante más tiempo o escalar más rápido... entiendes la idea, ¿no? Imaginar estas posibilidades hace que tu futuro yo sea más dinámico —una verdadera extensión de ti—, por lo que es menos probable que descartes tus metas del próximo año cuando te enfrentes con la seductora gratificación instantánea de un bocadillo. Al igual que descubrieron mis novias, entre más conectado estés con tu yo del futuro, menos conflictuado te sentirás de comer de una forma que te permita conseguir *y mantener* tus metas generales.

Nuestra relación diaria con la comida implica equilibrar las recompensas entre las metas de largo plazo y las necesidades inmediatas, que a menudo están en pugna. Por ejemplo, prácticamente todas las personas quieren verse y sentirse mejor —quieren sentirse más seguras, más vibrantes, tener más energía—, y, al mismo tiempo, también quieren comerse esa dona en la junta de trabajo y servirse un segundo plato de pasta en un club de lectura. No obstante, quiero dejar algo muy en claro: tener una relación saludable con la comida *no* significa que siempre elijas la conducta alimentaria que coincida con tu meta de largo plazo por encima de la necesidad inmediata (porque, seamos realistas, eso es una lastre). Más bien se trata de tener la capacidad de detenerse y considerar las opciones disponibles, para después tomar una decisión consciente. Por ejemplo: *¿en verdad quiero esta dona?* Si la respuesta es afirmativa, entonces ponla en un plato, disfrútala sin prisa y luego reanuda tus actividades *sin* estresarte sobre la maldita dona durante el resto del día. En el siguiente capítulo aprenderás técnicas específicas que te ayudarán a conseguirlo.

Consiente a tu yo *vs.* Consiente a tu futuro yo

Con mucha frecuencia aceptamos esa relación casual sin futuro cuando en realidad estamos listos para tener una relación formal, porque encontrar al amor de nuestra vida parece una tarea imposible. El mismo patrón se presenta con la comida, es decir que resulta mucho más fácil mandar al diablo nuestras metas saludables de largo plazo si somos incapaces de conectarnos con la persona que eventualmente disfrutará de las ventajas de nuestro esfuerzo. Entonces, para equilibrar la búsqueda de tus altas aspiraciones con tus deseos inmediatos es crucial tener una visión clara y realista de cómo quieres ser dentro de seis meses, el próximo año o en cinco años. Una vez hecho esto podrás comenzar a invertir en tu versión del futuro, al comportarte de maneras que reconcilien tus deseos actuales y los de largo plazo. Para acortar esta brecha, comienza a imaginar que tu yo del futuro goza de los beneficios de una relación sana con la comida. Imagina cuán liberador será realmente disfrutar lo que comes, sin culpa ni drama. Piensa en todo el espacio mental y la energía que ahorrarás y que podrás destinar a otras cosas. Considera cuán bien te sentirás en tu propia piel, sin pelearte contigo mismo a causa de tus elecciones de comida.

Si accedes a esa sensación de satisfacción futura poco a poco eso te permitirá tomar decisiones conscientes hoy para tener un mañana más saludable. Cuando eliges tu comida desde este lugar de claridad y determinación, *tú* eres quien manda, lo que te coloca en una mejor posición para luchar contra las fuerzas (en tu cabeza y en tu entorno) que podrían descarrilarte.

¿Cuál es la lección aquí? La capacidad de imaginar con gran detalle y relacionarte con una versión realista de ti mismo en el futuro pueden ayudarte a tener conductas que traerán recompensas más valiosas de hoy en adelante. En un par de estudios publicados en el número de junio de 2013 de la revista *Psychological Science* los investigadores encontraron que cuando las personas mejoraban su capacidad para imaginarse con claridad a sus versiones futuras al escribirles una carta, eran menos propensas a caer en elecciones "delictivas" (como comprar cosas potencialmente robadas o cometer fraude de seguro); lo que es más, después de interactuar con las versiones envejecidas y digitalizadas de sí mismas eran menos propensas a hacer trampa en un examen de trivia subsecuente. Para no hacer el cuento largo, imaginar una versión detallada de ti mismo en el futuro puede mejorar tu capacidad de rechazar la satisfacción inmediata de actuar de manera impulsiva frente a los antojos de comida pasajeros, y favorecer las recompensas de largo plazo. Si tienes hijos o quisieras tenerlos en algún momento, otra manera útil de conectarte con el futuro es imaginar que adoptas un hábito alimenticio saludable con el que siempre has batallado y luego visualizar a tus hijos o a tus futuros hijos adoptando ese mismo hábito. Para muchos de nosotros, anteponer el futuro de nuestros hijos (incluso los que aún no han nacido) puede hacernos cambiar de prioridades y alentarnos a reevaluar nuestra forma de pensar sobre las elecciones de comida tentadora en el presente.

Una de las mejores técnicas para aprovechar esta conectividad con el futuro es escribirle una carta a la persona en la que eventualmente te convertirás, algo que quizá suene ridículo, pero que puede ser muy efectivo (si no mientes o improvisas). Si lo que escribes es algo personal y significativo para ti, la carta puede brindarte mucha claridad sobre lo que en verdad quieres, cuáles son tus metas y cómo te gustaría actuar, verte y sentirte en un futuro no muy lejano (quizá dentro de uno, dos o cinco años). Con el fin de que tu mente tome la actitud adecuada, me gusta llevar esta actividad un paso más allá y convertirla en una carta de agradecimiento a tu yo del futuro, una en la que reconozcas los esfuerzos que te permitieron convertirte en una versión más sana de *ti mismo*, y agradezcas el haber sido capaz de lograrlo.

Para iniciar el proceso, considera lo siguiente:

¿Qué sentirías al ver a tu futuro yo en acción?

¿A qué tipo de obstáculos relacionados con la comida te enfrentas hoy que quisieras superar?

¿Cuáles son las metas de salud que aspiras a lograr?

¿Cómo quisieras sentirte, verte y moverte en tu propio cuerpo?

¿Qué te gustaría decirle a esa versión súper sana de ti mismo?

¿Y ahora qué?

Si ya visualizaste a tu yo del futuro, dentro de un año o un poco más, es momento de hacerte un favor desde ahora con respecto a tu conducta alimentaria. Haz una lista de las metas que quieres lograr, luego traza algunas estrategias que puedas implementar para alcanzarlas. Por ejemplo, si quieres tomar decisiones más conscientes sobre lo que comes, incluir una meta como "ser más consciente" es demasiado vago para ser efectivo; una mejor técnica es pensar en qué puedes hacer para ayudarte a elegir tus alimentos de forma más consciente y con mayor frecuencia, ya sea al hacer una pausa antes de agarrar algo de comer o preparar colaciones saludables con anterioridad.

Para crear estas estrategias de apoyo deberás prepararte para realizar algunos sacrificios por el bien de tu futuro yo. Sí, comer *debe* disfrutarse, pero es imposible satisfacer todos tus antojos momentáneos y aun así conseguir el resultado que deseas en un futuro. *Sé que esto ya lo sabes*. Sin embargo, esto tampoco significa que siempre debas elegir las moras sobre los alimentos panificados.

Se trata de equilibrar tus elecciones de comida al sopesar los supuestos beneficios y las recompensas de una decisión u otra, y de reconciliar los deseos conflictivos (que, por cierto, todos tenemos). Por ejemplo, tal vez *quieras preparar tentempiés saludables para toda la semana durante el fin de semana*, pero *también aprovechar el mayor tiempo posible para descansar en esos tres días*. O *tal vez quieras comer más sano en restaurantes* además de *disfrutar todo lo que ordenas cuando cenas fuera*. Estos ejemplos ilustran deseos conflictivos comunes. *¿Qué puedes hacer al respecto?* El primer paso es cuestionar si los deseos en pugna en verdad son mutuamente excluyentes. ¿Podrías destinar algunos minutos a preparar colaciones saludables para la semana y aun así maximizar tu tiempo de descanso durante el fin de semana? (*Por supuesto*, sobre todo si eres eficiente en la cocina o si optas por comprar verduras desinfectadas, lavadas y picadas con anterioridad.) ¿Comer de forma más saludable en un restaurante significa que no puedes disfrutar de todo lo que ordenaste? (*No*. Es cuestión de decidir en qué sí y en qué no vale la pena derrochar.)

Ver los deseos conflictivos de esta manera, sobre todo cuando se trata de comida, ayuda a aclarar algunas zonas en donde puedes encontrar un punto medio, y otros en los que quizá debas sincerarte contigo mismo. Tómate un momento para hacer una lista de los que percibes como tus deseos en pugna, luego considera si realmente se excluyen entre ellos, si hay una oportunidad de dar y recibir, o —asumiendo que el resultado final es de gran importancia para ti— si necesitas modificar tus prioridades. En algunos casos en realidad no tienes que decidir. Por ejemplo, podrías pasar un rato con tus amigos y cocinar comida sana juntos, un arreglo que te permite disfrutar de tu experiencia culinaria sin abandonar tus intenciones de comer más sano o de pasar un buen rato.

Analiza si tus metas son realistas

También es importante identificar metas falsas. En parte esto se trata de realizar cambios por las razones adecuadas (porque *tú* quieres hacerlos, no porque tu madre o tu padre quieren que los hagas o porque piensas que eso es lo que todos los demás están haciendo). Entonces, considera lo siguiente: ¿Tus intenciones de ser más sano buscan ayudarte a construir *tu* mejor versión o la de Gisele? Puede parecer una pregunta absurda, pero te sorprendería saber cuántas personas me muestran fotografías de *otros* en sus celulares (a menudo alteradas en Photoshop) cuando les pregunto sobre cuáles son sus metas. Esto nunca funciona, porque, sin importar cuán motivado estés, comer de forma más sana *no* cambiará tu estatura o tu estructura ósea. Aceptar esto es crucial.

Uno de los momentos más conmovedores en toda mi carrera fue cuando una clienta de 14 años describió esta aceptación a la perfección. Era una joven listísima, de 1.57 metros de estatura, que asistía a una competitiva escuela secundaria sólo para mujeres, y quien con toda tranquilidad declaró: "Mis mejores amigas miden 1.78, son rubias y pueden comer prácticamente lo que quieren, y ¿sabes una cosa? Claro que me gustaría poder comer como ellas, pero eso no es posible, así que quiero aprender a comer para mí". Conversamos acerca de lo que sería comer de forma balanceada durante un día e incorporé muchos tentempiés saludables (pero deliciosos) en su menú para que no se sintiera tentada por los antojos pasajeros, a menos que fuera algo que realmente quisiera (como macarrones o *cupcakes* miniatura). Cada vez que pienso en ella me invade la emoción, porque su perspectiva era muy evolucionada y, por desgracia, *poco común*. Esta chica sin duda llegará lejos.

A lo largo del camino es importante evaluar una y otra vez si tus metas son realistas. Pregúntate: ¿Mis aspiraciones de ser más saludable me permiten ser flexible? ¿Son factibles de acuerdo con lo que estoy haciendo en este momento? A menudo la gente hace generalizaciones como "dejaré el azúcar", sin embargo esto puede resultar problemático, porque la afirmación abarca demasiado terreno y no distingue entre los azúcares naturales o añadidos. Si alguien se apega a esta meta de forma muy estricta significará dejar la fruta y los carbohidratos complejos saludables (como el camote) y olvidarse del pastel de cumpleaños. Si prefieres nunca volver a comer pastel de cumpleaños, eso está bien, pero no sientas que *debes* ser ultraextremista para conseguir tu meta. En vez de eso yo casi siempre recomiendo un acercamiento mucho más razonable y humano, como buscar evitar los azúcares *añadidos* (en bebidas, aderezos para ensalada, mantequilla de nueces, etc.). También considera lo siguiente: ¿Lo que te motiva a ser más saludable o bajar de peso es la creencia de que, una vez que lo logres, todas las demás cosas en tu vida se acomodarán? (Ésa no es una meta legítima.) Por otro lado, si tu motivación para realizar cambios en tu estilo de vida es sentirte más seguro, tener más energía y ser una versión más ligera, fuerte y sana de *ti mismo*, entonces vas por el camino correcto.

Otro error común que se presenta al establecer metas es apuntar a las estrellas cuando a duras penas puedes pararte del suelo por falta de tiempo. Tengo muchos pacientes que se la viven ocupados —ya sea por la escuela, el trabajo, el hogar u otras obligaciones, o alguna combinación de éstas— y por más que deseen preparar cenas dignas de Pinterest con regularidad, eso simplemente no es realista; entonces terminan por sentirse un fracaso cuando son incapaces de llevar a cabo sus buenas intenciones.

Ésta es la cuestión: está bien si sólo puedes cocinar una vez a la semana (o ninguna), mientras seas honesto contigo al respecto. Una vez que abandonas las promesas falsas puedes invertir tus esfuerzos en soluciones legítimas, como arreglar un pollo asado de buena calidad comprado en el supermercado y preparar guarniciones sencillas para acompañarlo (ve la segunda parte). Sé honesto contigo mismo sobre lo que realmente puedes hacer, luego identifica y descarta esas metas poco realistas a las cuales te has apegado. Verás cuán liberador es esto.

Recuerda: quieres sentirte bien ahora y en el futuro, por lo que la meta en el presente es tomar decisiones alimenticias saludables, balanceadas y flexibles que puedas mantener a largo plazo. No se trata de prepararte para enfrentar un estilo de vida espartano caracterizado por la autonegación. La idea es modificar tus patrones alimenticios de una vez por todas para convertirlos en hábitos saludables *de por vida*. Para honrar ese compromiso todos los días necesitarás mantenerte concentrado y conectado contigo mismo en el presente y en el futuro; el próximo capítulo te ayudará a conseguirlo.

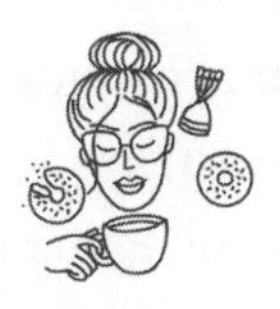

4
Conecta con tus verdaderos deseos

Responde con honestidad: ¿Alguna vez tu pareja te ha reclamado por no prestarle atención durante una conversación telefónica? Quizá algunas de tus respuestas afirmativas —todas las veces que dijiste *sí* o *ajá*— fueron las que te delataron o tal vez la otra persona pudo escucharte mientras tecleabas en la computadora. Creo que todos podemos concordar en que este escenario es muy desagradable, sobre todo cuando este comportamiento está dirigido hacia ti. Y sin embargo no es inusual que la gente utilice estrategias como ésta en aras de la eficiencia. Si bien es cierto que se nos anima a desempeñar varias tareas a la vez, como si fuéramos malabaristas sobre monociclos, escuchar *de verdad* no es algo que nos convenga ignorar (en nuestra vida amorosa o alimentaria).

Cualquier experto en relaciones (o incluso el presentador de un *talk-show*) te dirá que perfeccionar el arte de escuchar es crucial para mantenerte conectado con tu pareja y no meterte en problemas. Esto se debe a que estar totalmente presente y comprometido ofrece algo muy valioso: un entendimiento real de lo que sucede bajo la superficie de tu pareja, para que puedas actuar en consecuencia y evitar malentendidos. En definitiva, mantenerte actualizado sobre lo que sucede en el mundo interior de esa persona especial puede parecer una tarea imposible si tu atención está en otra parte, pero hay muchísima menor estática cuando te conectas y tienes la antena bien puesta. Lo mismo aplica en nuestra relación con la comida y nuestro cuerpo.

Al igual que acercarse y escuchar lo que dice tu pareja con atención te ayuda a entenderla mejor, concentrarte en las señales que envía tu cuerpo puede ayudarte a distinguir entre la verdadera hambre fisiológica o una leve, o entre sentirte satisfecho o demasiado lleno. Así que es hora de mejorar nuestras habilidades para escuchar, al prestarles atención a esas sutiles señales internas que acostumbramos ignorar. El típico consejo de *come cuando tengas hambre, detente una vez que te sientas lleno* no es erróneo, sin embargo la realidad no es tan sencilla. Porque, por ejemplo, *¿qué pasa si no estás seguro?* La mayoría de la gente no lo está.

Aunque la meta sin duda es sentirse cómodamente lleno, alcanzarla no siempre resulta fácil, sobre todo porque las señales de hambre y saciedad pueden ser bastante vagas y elusivas. No importa si no sabes cómo se siente estar cómodamente lleno, eso está bien (y es muy común). *Te lo prometo.* Un buen punto de partida es pensar en una sensación que imagino que casi todo el mundo ha experimentado: estar *incómodamente* lleno. ¿Recuerdas algún momento en el que te hayas sentido sobrecargado? No es necesario ahondar en los sentimientos de decepción o estrés que derivaron del episodio de comer en exceso; sólo concéntrate en la sensación física de estar a punto de reventar. Resulta desagradable, ¿cierto? Es algo que sin duda querrías evitar en un futuro, ¿no? Como pudiste descubrir en el capítulo 3, recurrir a tus experiencias personales (imaginadas o reales) puede ayudarte a encaminar tu conducta alimentaria en un momento dado. Imaginemos que en verdad estás disfrutando de una comida y de pronto te das cuenta de que estás a punto de llegar a tu límite, pero aun así quieres seguir comiendo —recordar (sin emitir ningún juicio al respecto) un momento en el que disfrutabas de una comida que después se transformó en algo incómodo puede resultar útil—. El recuerdo de tu estómago distendido

—como si fuera una maleta empacada más allá de su capacidad— y quizá cuán aletargado te sentiste después, puede hacer que te detengas al aproximarte a la saciedad para evitar que te duela el estómago.

Confía en mí, porque yo misma lo he vivido. Hace algunos años mi esposo y yo fuimos a cenar a un restaurante italiano muy especial en Nueva York llamado Babbo para festejar nuestro aniversario. Habíamos recibido un generoso certificado de regalo por nuestra boda, pero a causa de nuestros horarios y a la enorme (aunque entendible) lista de espera para reservar, terminamos por ir un año después. Mi esposo quería desquitar todo el certificado de regalo para evitar la molestia de volver a reservar y, al hacerlo, ordenó prácticamente todos los platillos del menú "para probar". Sin embargo, dado que todos los platillos eran sorprendentemente deliciosos, le resultó difícil contenerse y se excedió un poco. Para ser honesta, yo también lo hice, y entonces pasamos el resto de la noche en pantalones deportivos, bebiendo té de jengibre y buscando remedios alternativos para los gases y la acidez en Google... digamos que no fue la velada romántica que teníamos en mente. Por fortuna ambos nos reímos en ese momento, y es algo sobre lo que bromeamos hasta el día de hoy, pero ese episodio aún nos sirve como recordatorio para *no* repetir nuestra *Babbo*sada (sin importar qué tan bueno sea el menú de un restaurante).

Encontrar esa saciedad cómoda es una experiencia individual, sin embargo, si asumimos que alguna vez has experimentado las sensaciones de estar sobrecargado y hambriento, sabes que el punto ideal se encuentra entre ambos extremos del espectro. Quieres sentirte satisfecho, pero sin tener que desabrocharte o bajarte el cierre de tus jeans. Alcanzar ese lugar de manera consistente será cada vez más fácil en cuanto hagas un esfuerzo real por ubicarlo... a sabiendas de que *habrá* ocasiones en las que te excedas y te sientas *demasiado* lleno, y otras en que pienses que estás lleno, y luego 30 minutos después vuelvas a experimentar hambre. De ti depende hacerle caso a esa señal que manda tu cuerpo y asegurarte de no pasar hambre. La gente siempre me pregunta cuál es el límite de comida adecuado para la hora de la cena.

La respuesta es que no existe un verdadero límite. Nadie debería irse a la cama con hambre. ¡Qué sensación más horrible!

Afina tus medidores internos

Todos contamos con señales implícitas que nos permiten descifrar cuánta comida queremos y necesitamos en un momento dado. Pero a menudo como adultos somos incapaces de escuchar dichas señales, porque éstas son anuladas por otras influencias (como cambios en el estado de ánimo, el estrés y otras distracciones) y porque nuestro sistema de comunicación interna viaja a la velocidad de la red telefónica, mientras que nuestros antojos viajan tan rápido como la banda ancha. Para complicar más las cosas, cualquiera que se haya sometido a una dieta restrictiva (como mucha gente lo ha hecho) le ha ordenado al cerebro en repetidas ocasiones que no escuche al cuerpo cuando se enfrenta al hambre real; es como si le hubieras aplicado el *ghosting* a esas señales internas. (No te preocupes. Tú *puedes* cambiar esto.)

Dado que ignorar las señales de hambre y saciedad de tu cuerpo no juega a tu favor, es momento de revertir esta tendencia. La clave está en aprovechar el poder de tu corteza prefrontal, la parte de tu cerebro que funciona como el centro de comando de la autoconsciencia y la fuerza de voluntad. Piensa en esta zona como el panel de control que te ayuda a resistir las conductas de gratificación instantánea a favor de mayores recompensas para tu futuro yo. La corteza prefrontal es esa parte del cerebro que te ayuda a ponerle fin a tu atracón de Netflix para ir al gimnasio, porque ejercitarse ofrece mayores beneficios a largo plazo. O abstenerte de comer ese decadente *sundae* de chocolate en un restaurante para sustituirlo por el chocolate oscuro que te espera en casa, porque este último va más de acuerdo con tus metas de salud a largo plazo.

Si imaginas las diferentes partes de tu cerebro como un grupo de amigos con *distintas* personalidades, niveles de madurez y valores, la corteza prefrontal fungiría como el individuo sabio y diplomático del grupo. Cuando te enfrentas a un estímulo atractivo —como una enorme rebanada de pastel de chocolate—, todos los amigos se animan y opinan sobre lo que deben hacer después. A la mayoría le interesa ceder ante el placer de comerse el pastel y no tiene ningún problema en hacérselo saber a la corteza prefrontal ("¡Adelante!", "¡Lo necesito!", "Cómetelo AHORA"). No obstante, si la corteza prefrontal está involucrada de manera activa, entonces es capaz de sopesar los pros y contras de comer el pastel (o no hacerlo), y tomar una decisión firme y consciente en nombre del grupo. Entonces, si la corteza prefrontal decide que aunque el enorme pedazo de pastel de chocolate tiene una apariencia y aroma *increíbles*, en el fondo no te mueres por comerlo, prescindirás de él en *esta* ocasión; o quizá después de reflexionar un poco al respecto, la corteza prefrontal decida que de hecho sí quieres servirte una rebanadita, en un plato, para saborear cada bocado. No existe una respuesta correcta. Ambas decisiones son válidas, porque ambas son conscientes.

Si en el pasado has tenido problemas para tomar decisiones relacionadas con la comida, quizá te preguntes: si se supone que la corteza prefrontal es tan buena para sopesar nuestras necesidades actuales frente a nuestras metas a largo plazo y tomar decisiones alimentarias sanas de manera consciente, ¿acaso la mía está estropeada? No, pero sí está *perpetuamente distraída*. Es cierto que la corteza prefrontal es tu mejor aliada cuando se trata de tomar decisiones conscientes sobre lo que comes y resistir el impulso de comer en exceso o agarrar cualquier panecillo que se cruce en tu camino; el único problema es que la corteza prefrontal es mucho más vulnerable al estrés y a las distracciones. Por ejemplo, cuando estás distraído o estresado o eres sumamente autocrítico tu corteza prefrontal básicamente se retira y les deja la responsabilidad de la toma de decisiones a los grupos cerebrales más impulsivos (que tienen un gran sesgo por el presente), a quienes no les importa el futuro de tus metas para ser más saludable. Quizá esto explique por qué tú y muchas otras personas podrían sentirse motivadas para comer de cierta manera y, aun así, sean incapaces de hacerlo, porque literalmente están rodeadas de distracciones y su corteza prefrontal termina por desaparecer en acción.

Entre la creciente lista de distracciones modernas —correo electrónico, mensajes de texto, aplicaciones, alertas de redes sociales—, la corteza prefrontal a menudo está demasiado agotada para ayudarnos a tomar buenas decisiones alimentarias. Como bien sabes, todo el tiempo le pedimos a nuestro cerebro que desvíe su atención de una actividad o de una pantalla a otra. Realizar estas tareas de forma simultánea aumenta la producción de cortisol, la hormona del estrés, que puede fomentar la impulsividad y llevarnos a tomar decisiones alimentarias ajenas a nuestras metas de ser más saludables. Es un círculo vicioso, porque entre más distraídos y estresados estamos, menos autoconsciencia tenemos, lo cual dificulta aún más escuchar las señales internas que se supone deberían guiar nuestra conducta alimentaria, y facilita caer en un frenesí alimentario.

Además, comer es un acto multisensorial por excelencia, y cuando no te concentras en lo que comes, es fácil perder el contacto con lo que sientes. Es casi como si la experiencia alimentaria ni siquiera quedara registrada en tu cerebro. Veamos el siguiente caso: un estudio en la Universidad de Birmingham en el Reino Unido encontró que cuando las mujeres jóvenes veían la televisión durante el almuerzo ingerían muchas más galletas durante su colación de la tarde que aquellas que no la veían. Como señalaron los investigadores en un número de 2009 de la revista *Appetite*, ver televisión mientras comían impidió a las mujeres disfrutar por completo de las propiedades sensoriales de los alimentos que consumían y codificar el recuerdo de la comida de forma apropiada. (Fue como si hubieran sufrido una especie de amnesia alimentaria.) Y lo mismo puede ocurrir si revisas tus redes sociales mientras comes.

Como bien sabemos, casi todos nos enfrentamos a estas distracciones a diario. Nuestro cerebro está más ocupado que nunca. Dado que los factores estresantes cotidianos y la tecnología digital están en todas partes —y no tienen ninguna intención de marcharse—, necesitamos encontrar maneras de conectar con nosotros mismos (nuestro estado de ánimo, nuestros sentimientos, lo que nos dice nuestro cuerpo) y en verdad concentrarnos en comer *mientras comemos* a pesar de estos retos.

Aunque apruebo la eficiencia, cuando se trata de comer, hacer varias cosas a la vez prácticamente garantiza que tu corteza prefrontal "salga a comer". Lo entiendo, a veces simplemente *tienes* que comer frente a tu computadora por falta de tiempo (a mí también me pasa). Pero en esos momentos necesitas estar dispuesto a decirte a ti mismo que, como estás distraído mientras comes, es probable que termines de comer sin procesar del todo qué sucedió; también debes estar consciente de esto cuando busques un tentempié con desesperación 15 minutos después.

La realidad es que, cuando se trata de tomar decisiones alimentarias saludables de manera consistente, hay que concentrarse en el factor más importante —y que a menudo pasa desapercibido— para la ecuación alimentaria: el cerebro. Cuanto más detalle utilices para procesar tus experiencias alimentarias y entre más conectado estés con las señales de tu cuerpo, más podrás tomar decisiones *intencionales* sobre la comida. Aquí es en donde tu corteza prefrontal se convierte en tu mejor amiga: si tomas medidas para involucrar tu corteza prefrontal, es menos probable que te desvíes de tu curso cuando te enfrentes a detonadores comunes (como el estrés y las distracciones), incluso si estás cansado, triste o *harto* de todo. Está científicamente comprobado que todos podemos reconectar nuestro cerebro y mejorar nuestra capacidad de aprovechar la corteza prefrontal, al igual que podemos fortalecer los músculos en nuestro cuerpo mediante la práctica constante.

El acto de equilibrar tus deseos

Simple y sencillamente comparar los deseos de corto plazo (¡hola, antojos de azúcar!) con las metas globales de bienestar (como verte y sentirte mejor el próximo año) requiere de gran concentración y atención, sobre todo en la corteza prefrontal. El problema es que incluso los episodios frecuentes de intenso estrés pueden impedir el funcionamiento adecuado de esta región del cerebro. Ésta es la razón por la que los oficinistas visitan la alacena comunal para comer pretzels rancios (aunque ni siquiera sean fanáticos de los pretzels) cuando las bandejas de entrada de sus correos parecen insuperables. Por fortuna, es posible adaptar nuestra respuesta a este tipo de factores de estrés, lo que nos da mayor flexibilidad y perspectiva cuando la vida no sale de acuerdo con nuestro plan (como rara vez lo hace).

Veamos el caso de una de mis clientas que no podía dejar de comer en exceso. Lily, quien era artista, a menudo pasaba sus días enfrascada en el trabajo y sus noches en exposiciones artísticas; cuando salía a airearse se atracaba de comida rápida, pizza, ramen, lo que se te ocurra. Lo interesante es que en su trabajo era muy analítica y precisa, por ejemplo, en la forma en que adquiría sus materiales. Era cuidadosa, hacía las cosas con mucho empeño y pensaba en cada detalle —su profesión era una gran fuente de orgullo—. Durante nuestras sesiones de trabajo resultó claro que concebía sus materiales y su arte como yo concibo la comida y el cuerpo. Creo que es mucho más fácil comer con conciencia e intención si piensas que los alimentos que consumes son especiales. Por ejemplo, si vas a un mercado de agricultores resulta casi imposible no darse cuenta de que para los individuos que plantan, cosechan o capturan la comida es más que un simple trabajo, es su *oficio*. Me atrevería a decir que la mayoría de los verdaderos agricultores no arranca la comida de la tierra y la mete en cajas de forma descuidada (de ser así, los alimentos se verían bastante maltratados); son sumamente gentiles y dedicados, como mi clienta cuando buscaba los materiales para sus obras de arte. Hablamos sobre modificar su forma de pensar de esta manera y fue como si una luz se encendiera dentro de su cabeza. Por fortuna, ella ya era dedicada en un área de su vida, ahora sólo tenía que utilizar esa determinación con la comida. Lily comenzó a visitar un mercado de agricultores y se dejó inspirar por los colores, los sabores y las texturas. Pensar en elegir sus alimentos como si fuera una curadora —lo cual la obligaba a aprovechar su corteza prefrontal— ayudó a Lily a comer con mayor conciencia y, a su vez, a ordenar el caos de sus hábitos alimenticios previos.

Utiliza la corteza prefrontal a tu favor

A diferencia de nuestros músculos, la corteza prefrontal no se fortalece a base de repeticiones e intervalos interminables; más bien prospera a través del uso intencional, de suficientes horas de sueño y de emociones positivas. Algo que sabemos con certeza es que bajar el ritmo de nuestra vida cotidiana ayuda a involucrar la corteza prefrontal, y no necesitas irte a un *ashram* para hacerlo. Tomarte tu tiempo y concentrarte en las experiencias con la comida momento a momento también mejora el autocontrol y te permiten detener conductas de piloto automático; es por eso que hoy en día no puedes ir a ningún lado sin escuchar a alguien hablar sobre los beneficios del *mindfulness*. ¿No te interesa convertirte en monje? A mí tampoco. En esta época el simple hecho de decirle a alguien que coma con mayor *conciencia* por lo general provoca exasperación (de hecho, la garantiza). Las personas *saben* que deben concentrarse más mientras comen, sin embargo muchas no saben *cómo* implementar este cambio. Es por eso que siempre comienzo por recomendar técnicas para ayudar a remediar esta situación.

Piénsalo: ¿Cuán bien se siente cuando todos tus sentidos están involucrados en una situación romántica, cuando vives en el momento y saboreas cada pequeño detalle? Te sugiero que hagas *lo mismo* con la comida; bueno, tal vez no lo mismo, pero ya sabes a qué me refiero. Comer va más allá del gusto; también tiene que ver con el tacto, el olfato, la vista y el oído. A continuación encontrarás algunos consejos prácticos para que te conectes con toda la experiencia sensorial de comer y tomes decisiones más comprometidas, sin toda la jerga *new age*.

Cambia de mano. En un inicio esto puede resultar extraño, pero la ventaja es que comer con tu mano no dominante te obliga a concentrarte más en el acto de comer mientras lo llevas a cabo. El proceso interrumpe el hábito de comer sin conciencia corporal, lo que te da mayor control sobre lo que realmente te llevas a la boca. Otra táctica útil es dejar el tenedor sobre la mesa entre bocados; incorpora una pausa que te permita revaluar tu hambre.

Usa las manos. No cabe duda de que hacer a un lado los cubiertos te ayuda a concentrarte en el acto de comer. Utilizar las manos te permite experimentar la sensación física de comer incluso antes de que la comida llegue a tu boca. (Quizá sobre decirlo, pero para ser claros: lo mejor es reservar esta práctica para los alimentos sólidos y en la compañía de personas de mente abierta.)

El plato sí importa. Si le prepararas algo de comer a la persona que te gusta, ¿acaso se lo servirías en una caja reblandecida de comida para llevar? No, ¿verdad? Ya sea que cenes solo o acompañado, lo importante es asegurarte de hacerlo con cierto nivel de dignidad (por ejemplo en un plato). Visualizar qué y cuánto comes es una parte fundamental del proceso de comer con conciencia. Muchos nos enfocamos en la presentación de la comida cuando está destinada a nuestras parejas, familiares o amigos (y comunidad de Instagram), pero cuando sólo se trata de nosotros, terminamos por comer deprisa y encima del fregadero de la cocina. Sin embargo, cuando la comida se sirve en un plato, el proceso se vuelve más real y valioso, además de que también ayuda a prevenir el acto de comer en exceso. No estoy sugiriendo que sigas los pasos del Instituto Cordon Bleu, pero hazte un favor y sírvete tus alimentos en un plato.

Enciende las luces. La iluminación ambiental es maravillosa, no obstante puede desconectarte de lo que estás comiendo. Asegúrate de poder ver lo que tienes en tu plato para no perder el contacto con qué y cuánto comes. Asimismo, no importa cuán increíble sea tu sistema de sonido, mantén tu música ambiental a un volumen razonable para que ésta no abrume tus sentidos y te distraiga del placer de comer o aumente la velocidad de tu consumo.

Sé sensual. Antes de empezar a comer disfruta de los aromas. Mientras comes, aprecia cada sabor y textura, incluso aquellos que son sutiles; concéntrate en la sensación de tener la comida en tu boca y cuando desciende por tu garganta. Además de obtener más placer de tus alimentos, bajar el ritmo mientras comes también le da tiempo a tu cerebro de alcanzar al intestino y registrar la presencia de comida. Esto te puede ayudar a comer lo suficiente para sentirte cómodamente lleno y no como si estuvieras a punto de parir un bebé de comida a término. De hecho, un estudio de 2011 publicado en la revista *Appetite* reveló que cuando a los consumidores se les pide que se concentren en lo que comen para definir qué tan placentero es el sabor y si quieren seguir comiendo un alimento en particular, esa concentración reduce su ingesta a diferencia de cuando piensan en distintos alimentos o en alguna otra cosa. Masticar durante más tiempo también puede ayudar en este aspecto, pues te permite disfrutar de los sabores. Además, mejora tu recuerdo de la comida, algo que es muy positivo, pues cuando una comida es memorable y placentera existen menos probabilidades de que comas en exceso más adelante.

Deja de robarte comida. ¿Alguna vez le has dado varias mordidas a un pedazo de pizza que se encuentra en el refrigerador o en el mostrador de la cocina y te has convencido de que no cuentan? La realidad es que muchas de esas mordidas sí cuentan e incluso podrían equivaler a una rebanada completa (o más). Lo peor de todo es que, en el fondo, ni siquiera pudiste disfrutar de ese pedazo completo, porque lo partiste en muchos bocados subrepticios que te negaste a reconocer. Es mejor ser honesto y servirte lo que quieras en un plato (ve el consejo relacionado más arriba), para que esto se convierta en una experiencia alimenticia legítima y disfrutable en su totalidad. Esto también aplica para cuando tu comida provenga de una bolsa o una caja. Por ejemplo, si vas a comer papas o nueces o chocolate, puedes colocarlos en un plato o en un pequeño recipiente (hasta un caballito puede servir). Hazte responsable de tu sesión pecaminosa y disfrútala; de esta manera evitarás la rutina inconsciente —provocada por comer directo de un envase— de llevarte la mano a la boca.

Mide tu hambre con crudités. Esto lo descubrí cuando estudiaba el posgrado. Me sentía muy estresada y mis días carecían de estructura, por lo que comía varias colaciones al día. Esto me hacía perder el contacto con mis señales de hambre y luego terminaba por sentirme algo insatisfecha con la cena, pues había comido durante todo el día. Como descubrí más adelante, una manera sencilla de medir el hambre es tener crudités frescos (verduras crudas, lavadas y picadas como zanahorias, pepinos y pimientos) y un dip en el refrigerador visibles en todo momento. Si entre comidas o después de comer un tentempié no te sientes totalmente satisfecho, recurre a los crudités. Si no quieres los crudités, entonces lo más probable es que no tengas hambre. En mi consultorio recibo a muchos estudiantes, madres, trabajadores independientes, actores y otras personas cuyos días no tienen una estructura definida, y he notado que a menudo recurren a los tentempiés cuando están estresados o cuando están postergando sus actividades. La buena noticia es que ellos también han encontrado que el truco de los crudités ¡en verdad funciona!

Desecha las mentalidades obsoletas. Primero que nada olvídate de la culpa de desperdiciar comida y la necesidad de acabarte todo lo que está en tu plato. Esas nociones realmente no ayudan a nadie, además, para eso existen las *sobras*, ¿no? También debes estar dispuesto a abortar una misión alimenticia si ésta no te satisface. Tengo una amiga increíblemente descarada y directa que puede cancelar una cita romántica antes de que termine si nota que no está saliendo bien.

Por supuesto, se comporta de forma respetuosa, pero es una mujer ocupada con poco tiempo libre, y si percibe que la vibra no fluye, simplemente abre la escotilla de escape —con educación y respeto—. (En caso de que te lo preguntes, sus pretendientes por lo general respetan y aprecian su sinceridad.) Yo pienso lo mismo respecto a la comida, no hay motivo para forzar algo que no te funciona. Si no disfrutas de un alimento en particular, déjalo. Al igual que no tiene sentido tolerar una cita aburrida toda la noche, tampoco hay razón para comer alimentos aburridos.

ENTRA EN LA ONDA DE COMER BIEN

Si quieres empezar a comer con todos tus sentidos agudizados, ponle atención a tu cuerpo *antes* de meter cualquier alimento a tu boca.

Paso 1. Analiza las sensaciones de tu cuerpo.

¿Cómo te sientes ahora mismo? ¿Relajado? ¿Estresado? ¿Distraído? ¿Adormilado? ¿Aburrido? ¿Sientes rigidez en alguna parte de tu cuerpo? Ahora califica tu nivel de hambre en una escala que va desde sentirte lleno después del Día de Acción de Gracias hasta sentir que podrías comerte todo lo que te pongan enfrente. ¿El hambre te invadió de pronto o llegó poco a poco? ¿Te gruñe el estómago? ¿Se te hace agua la boca?

Paso 2. Sírvete una comida o tentempié.

(Asumiendo que se trata de hambre real.) Antes de comer, hazte las siguientes preguntas:

- ¿Qué olor tiene la comida? ¿Te trae recuerdos alimentarios específicos?
- ¿Qué apariencia tiene la comida? ¿Los colores son brillantes u opacos? ¿Qué textura tiene?
- Si está caliente, ¿puedes ver el vapor?

- ¿Qué sonidos emite la comida cuando haces contacto con tu tenedor, cuchara o cuchillo o cuando la tomas con tus manos? ¿Tienes que partir los alimentos antes de comerlos? ¿Puedes sentir algo más específico sobre la textura? ¿La comida es fría o caliente al tacto?

Paso 3. Lleva el primer bocado a tu boca.

Ahora, considera lo siguiente:

- Cuando llega a tu boca, ¿está frío o caliente?
- ¿Es ligero y airoso? ¿Denso o resbaloso?
- ¿Es amargo o dulce? ¿Es rico en sabor o salado?
- ¿Qué piensas del sabor inicial? ¿Es digno de tus papilas gustativas? Si no te encanta el sabor y puedes cambiar de parecer, ¿estás abierto a buscar una mejor opción que disfrutarás más?
- Si es un platillo que nunca antes habías probado, trata de identificar sabores, hierbas y especias específicas. ¿Cuáles destacan?
- Si es un platillo que ya habías probado, ¿cómo se compara el sabor actual con el de la última vez que lo probaste? Si fueras a prepararlo en un futuro, ¿le harías algún cambio? ¿Le pondrías más picante? ¿Lo harías más salado? ¿Menos dulce?

Paso 4. Sigue comiendo.

Haz un esfuerzo por saborear cada bocado. Cuando sientas que has terminado alrededor del 25% de tu comida, deja tus cubiertos sobre la mesa, haz una pausa, y pregúntate una vez más:

- ¿Detectaste otros sabores o sensaciones más sutiles?
- ¿Cómo se sintió la comida en tu boca y mientras viajaba hacia tu estómago?
- ¿Cómo se siente tu estómago *en este momento*? ¿Tienes menos hambre o estás más satisfecho? ¿Tomar agua afecta en algo tu nivel de hambre?

Prosigue con tu comida y hazte estas preguntas otra vez cuando sientas que has terminado en un 50%, y una vez más cuando llegues a un 75 por ciento.

Paso 5. Escanea tu cuerpo cuando termines de comer.

Pregúntate:

- ¿Me siento satisfecho?
- ¿Todavía tengo hambre?
- ¿Me excedí?

¡Aquí no juzgamos a nadie! El punto es poner atención a lo que comes *mientras* realizas esta acción y analizar cómo te sientes al respecto para que puedas ajustar tu estrategia en el futuro.

Mediante estos ejercicios puedes forcejear con la corteza prefrontal para lograr desconectarte del ruido blanco y tomar decisiones alimentarias conscientes. En cuanto comiences a tomar medidas para conectarte contigo mismo de cara a las distracciones, estarás en una posición menos vulnerable frente a los obstáculos que presenta el mundo moderno. Lo que es aún más importante es que estas estrategias fueron diseñadas considerando la realidad. Entiendo que a veces tendrás que comer frente a tu computadora portátil o mientras cuidas a unos niños ruidosos, porque ésa es la vida real. Mantenerte conectado con lo que haces y sientes te ayudará a manejar esos momentos turbulentos con mayor facilidad y comodidad. La práctica también te permitirá hacer una pausa y considerar lo que en verdad quieres comer y lo que es realista en cada situación dada.

En el próximo capítulo descubrirás algunas estrategias que te permitirán lograr todo esto sin sobrecargar la corteza prefrontal. Eso no significa que no habrá ocasiones en las que te sobrepases y comas hasta sentirte excesivamente lleno (*este*... Babbo). Pero entre más atención prestes a las señales de tu cuerpo, más fácil será tomar decisiones que casi siempre sirvan a tus intereses de largo plazo y a tus necesidades inmediatas. Con este enfoque estarás en el camino correcto para establecer el tipo de relación con la comida que todos buscan: más saludable y respetuosa, sin dejar de ser lujuriosa y apasionada.

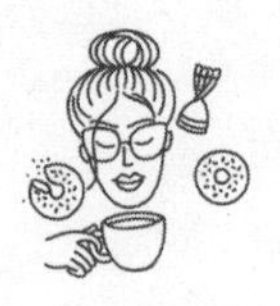

5

Libérate de la presión

¿Alguna vez le has pedido a un amigo que cuide tu celular al principio de una noche de copas, porque no confiabas lo suficiente en ti mismo como para no enviarle un mensaje de texto a tu ex? En realidad esto es brillante. Primero que nada, tuviste la previsión y la autoconsciencia de reconocer que después de unas horas podrías encontrarte en un estado de ánimo vulnerable. En esencia, de antemano te comprometiste a actuar en tu propio beneficio. De esta manera, en un momento de debilidad ni siquiera tenías la opción de actuar más que de acuerdo con los planes más racionales que tenías para ti mismo. La decisión ya había sido tomada en tu nombre (y lo que es todavía mejor, *por* ti).

Cuando se trata de decisiones en torno a la comida alterar tu mundo de maneras que te permitan actuar en tu propio beneficio funciona igual (léase *muy bien*). ¿Por qué? Como bien sabes, anular los impulsos y deseos que se presentan en tiempo real para tomar decisiones alimentarias que reflejen tus metas globales de ser más saludable no siempre es cosa fácil. Se requiere de *mucha* concentración. Como pudiste apreciar en el capítulo anterior, afinar las habilidades de tu fuerza de voluntad y prestar atención a las señales internas de tu cuerpo mientras comes es crucial para mejorar tus hábitos de ingerir alimentos en exceso. Pero uno de los errores más comunes que cometen las personas es depender *exclusivamente* de la fuerza de voluntad, porque no siempre está disponible para nosotros.

Las investigaciones sugieren que cuando ejercemos un control deliberado sobre nuestra conducta es como si extrajéramos agua del mismo pozo de la fuerza voluntad. Este concepto es aplicable a muchas situaciones: por ejemplo, cuando buscas comer más lento al aproximarte a tu límite (aunque quieras seguir comiendo), llegar a tiempo a clase o al trabajo (aunque prefieras estar dormido), abstenerte de gastar en exceso, resistir el impulso de irritarte cuando lidias con una persona molesta... la lista es interminable. El problema es que una vez que nuestras reservas de fuerza de voluntad se agotan, es más probable que tomemos decisiones impulsivas e inconsistentes con nuestras intenciones y nuestros deseos. *Esto no es lo ideal.*

Piensa en todas esas ocasiones en las que llegas a casa después de un día complicado con toda la intención de preparar (u ordenar) comida saludable, para después agarrar lo primero que encuentras en tu alacena. O las veces que has pospuesto el ejercicio por la mañana, diciéndote que lo harás más tarde, para después excusarte y argumentar que te sentías agotado por el día tan ajetreado que tuviste. Todos hemos pasado por eso. Son buenos ejemplos de lo que sucede cuando la fuerza de voluntad se agota, cuando has dependido tanto del autocontrol que éste termina por desbordarse, y entonces ya no eres capaz de lidiar con las situaciones que se te presentan de forma adecuada. En 2008 un equipo de investigadores liderados por Kathleen Vohs encontró que ejercer el autocontrol no sólo drena la fuerza de voluntad, lo mismo sucede cuando se toman demasiadas decisiones. Por eso existe el término *fatiga de decidir*, que explica por qué recurrimos a alimentos evasivos como las galletas saladas y el hummus cuando tratamos de escoger nuestra cena, por qué compramos cosas innecesarias en las cajas tras recorrer exhaustivamente los pasillos del supermercado, y por qué elegimos garantías que en realidad no necesitamos: porque pensamos (ya sea consciente o inconscientemente): *¡Basta de decisiones!*

Una vez más, el mundo hiperinformado en que vivimos implica serios retos en este aspecto. Por ejemplo, piensa en todas las pequeñas decisiones que plantea tu sección de noticias de Facebook durante sólo cinco minutos, ya sea enviar un meme absurdo a un amigo (y, de ser así, ¿lo harás vía Messenger de FB, correo electrónico o mensaje de texto?), ver el video del que todos hablan, comprar los pantalones que Facebook de alguna manera sabe que querías adquirir la semana pasada, desearle feliz cumpleaños a uno de tus contactos o volver al trabajo. Básicamente nuestro cerebro fue diseñado para manejar un número determinado de decisiones y datos por día, así que cuando estamos inundados de opciones es como si sacáramos efectivo del cajero de la fuerza de voluntad creyendo que nuestros fondos son ilimitados, y terminamos por tener muy poco autocontrol hacia la mitad y el final del día. Pensándolo bien, ¿cómo podría ser de otra manera? Escucha esto: se estima que tenemos 300 exabytes (es decir, ¡300 000 000 000 000 000 000 piezas!) de información creada por la humanidad a nuestro alcance en todo momento, de acuerdo con el neurocientífico del comportamiento Daniel Levitin, autor de *La mente organizada*, esto constituye *muchísima* información e incontables decisiones triviales que considerar y, como resultado, a menudo nuestra mente está demasiado fatigada para decidir qué alimentos son nuestra mejor opción. Incluso para quienes poseemos una personalidad racional tipo A, nuestra capacidad para utilizar la fuerza de voluntad es limitada y puede agotarse con el uso excesivo, al igual que un músculo sobretrabajado por hacer lagartijas o planchas interminables. Sin embargo, a diferencia del agotamiento físico, que se distingue por señales claras como temblor en los músculos y dolor en las articulaciones, la fatiga de la fuerza de voluntad no es tan fácil de detectar. Así que seguimos con nuestra vida, tomando una decisión tras otra, mientras tratamos de ejercer autocontrol, y con el tiempo terminamos por actuar de forma impulsiva o ceder el control por completo ("No me importa, ¡sólo pide por mí!").

No todo está perdido. Existen maneras de conservar tu fuerza de voluntad, y es mucho más fácil de lo que crees (no es necesario levantar mucho peso). De hecho, entre más estructurada sea tu vida diaria, menos autocontrol requerirás para cerrar la brecha entre tus buenas intenciones alimentarias y acciones cotidianas efectivas. Este enfoque simplifica de forma considerable la ecuación de qué comer y limita el número de decisiones alimentarias que necesitarás tomar a lo largo del día. Hacer esto te permite almacenar la reserva de tu fuerza de voluntad para aquellas ocasiones en las que *realmente* la necesites (después de terminar con alguien, en medio de un desastre laboral, cuando los niños están en pleno llanto). Para lograr esto conviene establecer un compromiso previo: haz un esquema de cómo te gustaría comportarte antes de tiempo para reducir la probabilidad de que actúes de forma impulsiva al calor del momento. La gente que se compromete de antemano sabe que funciona, sin embargo, fue hasta hace poco que los investigadores revelaron *cómo*. ¿Recuerdas la corteza prefrontal, esa parte superracional del cerebro que nos ayuda a elegir nuestros alimentos de forma consciente y con visión de futuro? Bueno, pues un estudio publicado en la revista *Neuron* encontró que cuando las personas utilizan el compromiso previo de cara a las tentaciones, existe una mayor conectividad entre las zonas del cerebro involucradas en la toma de decisiones y en la corteza prefrontal, lo que hace que la impulsividad sea menos probable.

Para vencer el llamado de las tentaciones inmediatas puedes comprometerte de antemano a tomar decisiones firmes de distintas maneras. Por ejemplo, si planeas pedir comida para la cena, hazlo antes de salir de la oficina o dondequiera que te encuentres, y no después de llegar a casa. Entre más hambre tengas cuando ordenes la cena, más predispuesto estarás a ser impulsivo con tus elecciones de comida (ésta es la misma razón por la que ir al supermercado cuando tienes un hambre voraz no es lo más recomendable). Al ordenar de antemano lanzarás un ataque preventivo contra la amenaza de la impulsividad, y dado que la comida llegará en cuanto tú lo hagas (o poco tiempo después), no tendrás mucha oportunidad de asaltar la alacena antes de comer. Además, como ya pagaste por la comida, tendrás menos motivos para cambiar de parecer y comer alimentos menos saludables. Para ser honesta, creo que ésta es la razón por la que cuando mis amigos y familiares me piden consejos de nutrición, por lo general no sienten la misma motivación de apegarse a ellos como los clientes que pagan por mis servicios. Lo mismo ocurre cuando tienes un entrenador personal o una lujosa membresía de gimnasio: al ser tú quien la paga, tienes un incentivo extra de hacer que tus esfuerzos cuenten.

El poder de la previsión

Además de tomar algunas decisiones antes de tiempo puedes aumentar la resistencia de tu fuerza de voluntad de otras maneras, en especial al planear con antelación. Después de todo, entre más sencillo sea el plan para apegarte a tus metas, más probable será que las logres. En vez de perder autocontrol a lo largo del día por pelearte contigo mismo (y con la atracción natural de comer alimentos tentadores y de gratificación instantánea), es mucho más agradable y eficiente gastar energía de forma deliberada en establecer estrategias de juego, hábitos y rituales que harán que elijas comer sano sin pensarlo más. A continuación te muestro cómo hacerlo en diferentes situaciones:

Cuando salgas a cenar. Si planeas ir a cenar con tus amigos y buscas disfrutar de alimentos deliciosos que se ajusten a tus metas, sé proactivo en tu elección de restaurante. Si vas a un lugar italiano y decides no comer pasta, ¿sentirás que te pierdes de algo? De ser así, entonces sugiere otro tipo de restaurante. Sin importar a dónde elijas ir, es primordial que revises el menú de antemano para que puedas decidir qué ordenar y qué modificaciones podrías pedir (por ejemplo, pedir verduras asadas en lugar de una guarnición almidonada que no te entusiasma tanto, un camote al horno en vez de papas fritas, una salsa dulce aparte, etc.). En esta época cada vez más restaurantes respetan a los comensales que solicitan modificaciones específicas. Así que piensa en estos ajustes antes de tiempo. De esta manera, incluso aunque te sientas agotado o estresado a la hora de ordenar, ya tendrás un plan de acción listo para ser utilizado. De igual forma decide antes de tiempo si vale la pena que te consientas con el pan o las papas de cortesía del restaurante; si no es así, comunícaselo a tu mesero antes de que llegue a la mesa. ¡Una tentación menos!

Cuando comas en casa. Primero que nada haz borrón y cuenta nueva al revisar la comida que tienes en el refrigerador y en la alacena, y tira todos los productos expirados, además de todas aquellas cosas que ya no quieres comer. Ahora es buen momento de hacer un inventario de los alimentos que consumes habitualmente, para ver si se le ha añadido azúcar a tu mantequilla de nueces, así como a tus salsas y aderezos para ensalada; de ser así, deshazte de ellos y remplázalos con los que no tengan azúcar añadida. El siguiente paso es preparar el terreno para cocinar alimentos saludables en casa. Para ello, deberás surtir tu refrigerador y alacena con ingredientes saludables y versátiles. A continuación te comparto algunos alimentos básicos que podrías incluir en tu lista de compras:

Alimentos esenciales para el refrigerador

Frutas y verduras: calabacín, coliflor, col rizada, corazones de lechuga romana, arúgula, achicoria, col, champiñones, frijoles verdes, chícharos, coles de Bruselas, zanahorias, aguacates, pimientos, pepinos, camotes,* ajo,* cebollas,* chalotes,* cebollines, puerros, chiles, tomillo fresco, romero fresco, cilantro fresco, albahaca fresca, una variedad de moras frescas, dátiles,** limones y limas.

* Técnicamente éstos pueden conservarse en la alacena o en un lugar fresco y oscuro.

** Los dátiles enteros deben refrigerarse para una mayor frescura.

Productos "lácteos": leche vegetal sin azúcar (almendra, nuez de la India, coco, etc.), yogurt de coco sin azúcar, kéfir de coco, huevos.

Artículos precocinados: pollo orgánico rostizado, quinoa cocida, caldo de huesos, caldo de pollo y de verduras, huevos duros precocidos (opcionales).

Condimentos con mucho sabor: aminos de coco (una bomba umami simple y saludable de una salsa elaborada a base de savia de coco y sal de mar), tahini, salsa de pescado de buena calidad, mostaza de Dijon, chucrut, kimchi, mayonesa, pesto sin lácteos, salsa picante (a mí me gustan Rootz y la sriracha de PaleoChef).

Harinas alternativas: harina de coco, harina de nuez (como almendra o avellana), harina de tapioca, mantequilla de nuez sin azúcar (almendra, nuez de la India, semilla de girasol).

Esenciales del congelador: una variedad de verduras de hoja verde (sólo por si acaso), moras, floretes de coliflor, frijoles verdes y otras verduras.

Alimentos esenciales para la alacena

Aceites y vinagres: aceite de oliva extra virgen, aceite de coco, aceite de aguacate, ghee, aceite de ajonjolí tostado, aceite de ajonjolí caliente (si te gustan los alimentos calientes); vinagre de sidra de manzana, vinagre de vino blanco, vinagre balsámico, vinagre de arroz integral, vinagre de champaña.

Artículos enlatados o embotellados: anchoas (en aceite), salmón (en aceite), jitomates rostizados (son increíbles para preparar sopas y salsas), salsa de tomate sin azúcar, jitomates deshidratados (en aceite), pasta de tomate, corazones de alcachofa (en aceite), aceitunas, frijoles precocidos (negros y de garbanzo), leche de coco.

Especias: sal de acabado de alta calidad, ajo en polvo, cebolla en polvo, semillas de girasol tostadas, garam masala, canela molida, nuez moscada molida, clavos molidos, jengibre molido, chile en polvo, comino molido, curry en polvo, zumaque, pimentón.

Productos misceláneos: hojas de nori, papas de camote, papas de raíz de taro, fideos de alga marina, matcha, té a granel, una variedad de nueces crudas y asadas, moras goji, chocolate oscuro de buena calidad (idealmente 80% cacao o más), chocolate para hornear sin azúcar (100% cacao).

Ingredientes básicos para hornear: semillas de chía, coco rallado sin azúcar, miel de maple, azúcar de coco, cacao crudo en polvo sin azúcar, extracto de vainilla sin gluten.

Artículos semiespecializados (pero que valen la pena): Karam's Garlic Sauce (salsa de ajo), Majestic Garlic Spread (salsa cremosa de ajo), Trader Joe's Everything but the Bagel seasoning (mezcla de especias), furikake (un condimento japonés seco mixto), cáscara de psyllium (una fibra dietética hecha a base de plantas que funciona como un poderoso aglutinante de alimentos), tortillas y tostadas sin grano Siete Foods (disponibles en tiendas selectas de alimentos naturistas o en línea).

Utensilios de cocina que te cambiarán (y facilitarán) la vida: un espiralizador (cortador de verduras), un procesador de alimentos, una licuadora de alta velocidad como Vitamix, un acanalador de fruta o cítricos, un espumador Aerolatte para matcha y espuma de latte.

LAS IDENTIDADES DEL AZÚCAR

Por lo general, las personas que viven bajo distintos nombres y que aparecen de la nada en un lugar sin haber sido invitadas son consideradas sumamente sospechosas, ¿cierto? Bueno, pues lo mismo sucede con el azúcar añadida, que tiene miles de identidades secretas y que a menudo hace acto de presencia en alimentos y condimentos en los que realmente no pertenece. Sabemos que es importante leer las etiquetas de los artículos comestibles que pensamos llevar a casa del supermercado. Pero esa premisa supone que todas las etiquetas alimenticias son fáciles de decodificar. Además, seamos honestos: los empaques de comida están diseñados para atraernos, *no* para desviar nuestra atención del azúcar añadida.

No obstante, mientras estés consciente y pendiente de ello, entonces podrás convertirte en un experto en detectar azúcares añadidas en la comida y evitarlas. La realidad es que el azúcar a menudo es camuflada en las listas de ingredientes, como jugo de caña de azúcar evaporada, agave, concentrado de jugo de fruta, azúcar morena, néctar, melaza, miel, jarabe de malta, jarabe de arroz, miel de maple, jarabe de maíz, maltodextrina y cualquier alimento terminado en *osa* (dextrosa, sacarosa, maltosa). Si encuentras estas palabras dentro de una lista de ingredientes, esto significa que al producto se le ha *añadido* azúcar; no estaba ahí de forma natural. Y mientras que algunos endulzantes son más saludables que otros —algunas opciones mínimamente procesadas como la miel de maple, el azúcar de coco y la miel—, siempre es bueno saber el origen del azúcar añadida.

Prepárate

Si estás dispuesto a cocinar algunas noches por semana, dedica un poco de tiempo durante el fin de semana a elegir un par de recetas prácticas para la semana, después asegúrate de tener todos los ingredientes necesarios a la mano. Las comidas en casa se vuelven mucho más fáciles de preparar cuando destinas tu energía a los menús de comida ligera, por ejemplo, tener algunos elementos clave listos como camotes asados, calabacín cortado con espiralizador, arroz de coliflor, pollo orgánico rostizado comprado en un supermercado, huevos duros, verduras crudas picadas y algunos dips. De esta manera puedes armar distintos platillos o preparar comidas en el lugar donde te encuentres al modificar el perfil de sabor para que se ajuste a tus antojos (como combinar fideos de calabacín, pesto sin lácteos y pollo rostizado o arroz de coliflor, aceite de ajonjolí, kimchi y verduras con un huevo encima).

Esto es lo que una de mis clientas aprendió a hacer. Jenna, una madre trabajadora a quien le costaba trabajo planear y preparar la cena, amaba cocinar, pero se sentía abrumada por la enorme cantidad de recetas que había etiquetado en Pinterest o que había guardado en su celular como capturas de pantalla. Para cuando llegaba a casa después del trabajo y elegía una opción, a menudo ya había una orden de comida en camino. Antes solía visitar el mercado de agricultores cada domingo, sin embargo no siempre ocupaba los alimentos que compraba, y con el tiempo dejó de ir porque se sentía culpable de desperdiciar comida. Como resultado, nunca tenía verduras frescas a la mano que pudiera utilizar para preparar una cena saludable.

En el caso de Jenna, la solución era bastante sencilla: crear estructura y regalarse una buena dosis de autocompasión. Para romper con el hábito de someterse a la presión (autoimpuesta) de crear nuevos platillos cada semana, nos sentamos e hicimos una lista de sus platillos favoritos para prepararlos e incorporarlos en un calendario de rotación. El trato era que podía experimentar una vez a la semana, si se sentía inspirada, pero que esto no era algo que *tuviera* que hacer para sentirse exitosa. Con esta estrategia de antemano sabía lo que iba a cocinar, así que podía comprar los ingredientes en línea (en Instacart) mientras estaba en el trabajo. Para Jenna, la segunda parte del reto era olvidarse de la culpa de desperdiciar comida. Obviamente todos preferiríamos no hacerlo, pero bueno, a veces esto sucede. En el caso de Jenna, el miedo a desperdiciar comida le impedía surtirse de productos frescos. Al quitarse esa culpa fue capaz de fijar su atención en tener a la mano los ingredientes saludables que necesitaba para la semana.

Para hacer más eficiente el proceso de cocinar en casa, piensa en cómo organizar tu cocina de manera que puedas acceder a esos ingredientes saludables rápidamente. También considera cómo puedes limitar el picoteo inconsciente mientras cocinas. Por ejemplo, mantén los alimentos tentadores o no tan saludables lejos del mostrador de la cocina y dentro de contenedores opacos, para que sea más difícil llegar a ellos y menos incitante; en cambio, mantén las colaciones saludables (como crudités o verduras asadas) a la vista en el refrigerador. ¿Recuerdas el truco de los crudités del capítulo 4? En verdad funciona, pero sólo si las verduras están lavadas y picadas de antemano.

Simple y sencillamente cuando tienes hambre y ganas de comerte un tentempié, no quieres trabajar mucho para conseguirlo (es decir, ponerte a lavar y picar). En esos momentos es mucho más fácil elegir algo de tu alacena, refrigerador o congelador que no requiera de ningún esfuerzo. Así que acostúmbrate a tener crudités a la mano. En cuanto regreses del mercado (o que recibas tu pedido de alimentos a domicilio), lava y pica las verduras y colócalas de frente y al centro del refrigerador. Después de un tiempo, notarás que prepararlas, guardarlas y tomarlas cada vez implicará menos esfuerzo. Quizá termines por disfrutar e incluso esperar el ritual con ansias. *Yo sólo digo.*

TERRENO ALIMENTICIO = TERRENO SAGRADO

Cuando estudiaba la licenciatura solía tener muchos problemas para dormir; más que nada, me costaba trabajo conciliar el sueño. Además de aprender sobre la buena higiene del sueño, uno de los mejores consejos que recibí fue evitar las conversaciones difíciles a la hora de dormir. El mismo principio es aplicable a la hora de la comida: si quieres desarrollar y mantener hábitos alimenticios saludables, evita tener charlas estresantes (de lo que carece tu vida sexual, del estado actual de tus finanzas y otros temas que disparan la producción de cortisol) mientras comes. Haz un esfuerzo por relajarte antes de comer y luego concéntrate en disfrutar tu comida.

Asimismo, si la mesa del comedor es el mismo lugar que utilizas para poner tu correspondencia y tu computadora portátil, o en realidad ni siquiera puedes ver el mostrador de la cocina, sería bueno que reacomodaras las cosas un poco. Este tipo de desorden puede crear un ambiente alimenticio caótico que incita a comer en exceso. En un estudio publicado en el número de febrero de 2016 de la revista *Environment and Behavior* los investigadores encontraron que las mujeres consumían dos veces más galletas en una cocina desordenada —con periódicos sobre la mesa y platos, ollas y sartenes sucios en el fregadero— que en una ordenada. Era como si internalizaran el caos de la cocina.

Cuando estás en el trabajo

Improvisar lo que vas a comer todos los días hace que sea especialmente difícil apegarte a tus metas de ser más saludable; de hecho, sin percatarte de ello, podrías estar socavando algunos de los avances que has tenido. Ésta es la versión de una historia que escucho con frecuencia: una persona quiere comer más sano en el trabajo, pero no piensa en *dónde* puede adquirir opciones saludables que en verdad disfrute. Como resultado, la persona termina por ir a un lugar con opciones regulares y se ve obligada a conformarse con algo poco satisfactorio. Lo que es todavía peor, termina por asociar el acto de comer de manera saludable con sentirse frustrada o decepcionada. Si quieres comer más sano en la oficina, piensa en dónde comprarás tu comida: ¿Hay lugares cerca con opciones que en verdad disfrutarás? ¿Te llevarás las sobras a casa? ¿Hay un refrigerador en la oficina donde puedas guardar alimentos básicos como verduras y aderezos?

Cuando estás en movimiento

Procura tener alimentos saludables —como paquetes de nueces tostadas, tiras de nori, papas de camote y hojuelas de coco tostadas— en tu auto, bolsa y escritorio, para que nunca pases hambre. Otras buenas opciones hechas en casa incluyen barritas energéticas (ve la página 161), papas picantes de col rizada, papas de plátano y combinaciones de frutos secos saludables como chícharos de wasabi, nueces tostadas y pedazos de chocolate oscuro refinado sin azúcar. Tener bocadillos satisfactorios a la mano es especialmente útil para esos días en los que sabes que no tendrás tiempo de comer en un horario habitual. Con esto no quiero decir que deberías acostumbrarte a comer frutos secos a la hora de la comida, pero a veces simplemente no tienes tiempo de comer hasta tarde y, en esos momentos, este tipo de tentempiés suele resultar muy útil.

Atajos estratégicos

En mi trabajo recibo a distintas personas que se la viven ocupadas y, en un universo paralelo libre de obligaciones, a muchas de ellas les encantaría preparar cenas extravagantes con regularidad. Sin embargo, ésa no es la vida real en la actualidad. Tras escuchar distintas versiones del mismo problema —la culpa que deriva de no cocinar— me sentí inspirada a adoptar un acercamiento a la cena que requiere de mínimo esfuerzo cuando el tiempo apremia, porque, seamos realistas: a veces sólo queremos comer algo que parezca hecho en casa. A continuación menciono tres excelentes estrategias para lograrlo:

Mejorar los alimentos precocinados

Me encanta engalanar artículos de alta calidad del supermercado (en su mayoría precocinados) para sentir que son especiales. Me refiero a productos como pollo orgánico rostizado, quinoa cocida y arroz de coliflor que puedes saltear rápidamente con alimentos aromáticos como chalotes, cebolla y ajo; usar para sofreír y en sopas, o utilizar para mezclar en tazones, ensaladas y tacos de lechuga. O lo que es todavía mejor, agrega un poco de romero y tomillo, salvia crujiente, pesto sin lácteos, tahini o curry en polvo, y *bum*, ¡esto es a lo que me refiero! Lo has hecho tuyo.

Ordenar comida para varios días en restaurantes

Seguro has escuchado hablar sobre cocinar para varios días, pero ¿qué hay de ordenar para varios días? Si sales a cenar o vas a pedir comida a domicilio, revisa el menú para ver si hay algo que pueda resultar útil más adelante. Además de pedir doble para cubrir la comida del día siguiente, investiga si hay guarniciones que puedan reutilizarse. Por ejemplo, si hay un simple camote al horno en el menú y sé que estaré muy ocupada durante la semana, entonces ordeno un par para consumirlos durante esos días, partidos en cubos para ensalada o tazones de Buda y licuados en sopas, smoothies, dips y budín de chía. ¿Te sobraron verduras asadas después de salir a cenar? Llévatelas para incorporarlas en sofritos y estofados que prepares en casa.

Preparar ingredientes versátiles

Si te estás tomando el tiempo de cocinar algo en casa, concéntrate en aquellos alimentos que puedan ser utilizados en varios platillos a lo largo de la semana. Un ejemplo de ingredientes versátiles podría ser el salmón, que puede servirse con arroz de coliflor "frito", en tacos, ensaladas y envueltos de col, y hasta en omelets. Lo mismo sucede con algunas salsas y dips saludables como el pesto, el tahini de cúrcuma y el aderezo Green Goddess que, al igual que un vestido negro, combina con cualquier cosa. Por ejemplo, si decides preparar pesto sin lácteos en casa, puedes utilizarlo para darles un toque más especial a unos huevos revueltos, o verterlo sobre fideos de alga marina o espolvorearlo sobre rebanadas de jitomate y aguacate para crear un tentempié sencillo. Como descubrirás en el capítulo 7, es probable que empieces a pensar en ciertos alimentos como prendas básicas en tu guardarropa que puedes combinar y disfrutar con regularidad.

RENUEVA TUS RITUALES ALIMENTICIOS

En nuestra vida cotidiana todos tendemos a comer en exceso de forma automática (ya sea que estemos conscientes de ello o no). El problema es que algunos escenarios donde la comida es protagonista —durante una noche de chicas, mientras ves una película o revisas Instagram ya entrada la noche— pueden provocar que las personas se excedan, al crear un condicionamiento clásico (como Pavlov y sus perros). Si acostumbras comer nachos y beber margaritas en la reunión mensual del club de lectura con tus mejores amigos, es probable que te lleves muchas cosas a la boca sin siquiera pensarlo. Sin embargo, puedes mejorar estas tendencias al equiparte con mejores elecciones.

No entres en pánico: esto no significa que tengas que remplazar los nachos por tiras de zanahoria, pero puedes suplirlos con opciones más saludables y sabrosas. El primer paso es identificar las situaciones recurrentes donde comer en exceso es casi un reflejo, luego mejorar o cambiar tus opciones de colaciones. Por ejemplo:

Durante una noche de chicas. En lugar de comer alimentos almidonados, cambia un poco las cosas de vez en cuando con verduras frescas recién cortadas y guacamole, col rizada hecha en casa o papas de betabel, palomitas de coliflor o incluso con un carbohidrato más complejo como papas de camote con tahini.

En el cine. Nunca recomendaría llevar pedacitos de manzana o una bolsa de apio al cine, cuando lo que en realidad quieres son dulces (¡qué burla!), sin embargo, *sí* puedes llevar algo en sustitución como chocolate oscuro y avellanas. De esta manera, puedes darte un gusto mientras evitas toda el azúcar extra y todos los ingredientes innecesarios que contienen las golosinas del cine hoy en día.

Al preparar la cena o cuando tus hijos se sientan a comer. ¿Sueles sentirte tan hambriento por la tarde que acabas por picotear mientras cocinas o comer de los platos de tus hijos durante una cena temprana, y básicamente consumir el equivalente a una pequeña cena antes del magno evento? Bueno, pues aquí te muestro una mejor estrategia: picotea de un plato de verduras crudas mientras cocinas o acompañas a los niños a cenar y piensa en ellas como si fueran tu entremés.

Mientras revisas tu teléfono por la noche. Primero pregúntate si en realidad tienes hambre. Si es así, entonces cómete un tentempié sin mucha azúcar antes de dormir (como chocolate caliente con leche de coco y un puñado de nueces de la India tostadas). Si no tienes hambre, pero aun así sientes que necesitas un poco de satisfacción oral, consiéntete con una taza de leche de nueces caliente con canela o extracto de vainilla o té sin cafeína.

CONSEJO SIGILOSO

Si estás acostumbrado a comer colaciones durante la noche, utilizar hilo dental y cepillarte los dientes justo después de la cena puede servir para impedir que sigas comiendo. La razón: volver a usar el hilo dental y lavarte esa aperlada dentadura resulta lo suficientemente inconveniente para controlar que consumas alimentos que en realidad no valen la pena.

Cuando trabajo con mis clientes temas como la estructura y la planeación siempre ocupan un papel central. Estos principios de organización disminuyen la necesidad de tener fuerza de voluntad y de tomar decisiones constantes, y comienzan a dar paso a conductas saludables. Lo que es aún mejor, al dotarnos de suficiente estructura (como tener recetas predeterminadas y una cocina bien surtida), esto nos permite ser *más* flexibles, porque no tenemos que reinventar la rueda en cada comida. En vez de exprimir hasta la última gota de tu fuerza de voluntad cada noche en lo que decides comer algo sano (o no), es mejor que conserves un poco de tiempo y energía asegurándote de tener los componentes adecuados para preparar una comida saludable y disfrutable a la mano; de esta manera, estarás listo para funcionar bien durante el siguiente par de días. Como con cualquier otra actividad, entre más la repitas, más automáticas se volverán las conductas asociadas, y cuando automatizas (en el sentido positivo de la palabra) algunas de tus decisiones sobre la comida, requieres de menos esfuerzo para elegir alimentos saludables de forma consciente con regularidad. *¿Y por qué no facilitarte la vida?*

Al igual que esperar que tu relación amorosa sea perfecta los 365 días del año, es injusto esperar que tomes decisiones alimenticias perfectamente conscientes, comida tras comida, día tras día. Como cualquier otro músculo, la fuerza de voluntad puede agotarse si se utiliza de más, pero también puede preservarse y reforzarse, en este caso al esquivar tentaciones y comprometerte a elegir alimentos saludables con antelación. Al seguir los pasos para aliviar la tensión que se presentan en este capítulo, lograrás mantenerte fiel a tus intenciones y tener una relación menos conflictiva y más armoniosa con la comida. *¿Y quién no quiere eso?* Una vez que consigas que tus hormonas trabajen a tu favor, como aprenderás en el siguiente capítulo, esta meta de bienestar será mucho más alcanzable.

SEGUNDA PARTE

Una intervención alimentaria deliciosa sí es posible

Yummy
Tasty

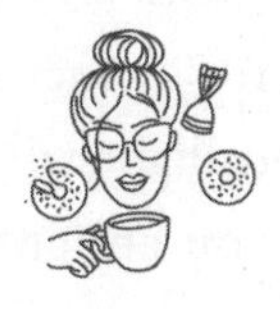

6

Haz que las hormonas funcionen a tu favor

Muchos de nuestros deseos más básicos son impulsados por la actividad hormonal, ya sea que se nos antoje comer pastel, beber café expreso, tener un encuentro sexual fugaz o dormir profundamente. No obstante, cuando se trata de relaciones de pareja, las hormonas pueden trabajar a favor *o* en contra nuestra. Cuando trabajan a nuestro favor, no hay nada que se le parezca... sentimos mariposas en el estómago o esa lujuria que provoca que no quieras quitarle las manos de encima al otro. Quizá hayas escuchado hablar sobre la hormona de la "unión": la oxitocina, que fomenta la confianza y el apego en las relaciones, desde aquellas entre amantes o entre madres e hijos recién nacidos. Abrazarse, acurrucarse, cucharear y otras muestras de afecto físico pueden provocar una oleada de oxitocina, y generar ese sentimiento de dicha. En momentos de felicidad, experimentar estos efectos puede resultar increíble.

Al mismo tiempo, si alguna vez has explotado con tu pareja por algo relativamente inocuo —agotamiento, estrés o falta de alimento—, entonces sabes que las hormonas también pueden hacernos actuar de formas *menos que ideales*. De hecho, la oxitocina también puede provocar celos, envidia y furia cuando las cosas no salen bien en una relación. Seamos honestos, cuando las emociones negativas dominan la escena, es muy probable que algunas hormonas como el cortisol también estén alborotadas. Es justo en esos momentos —cuando descubres que tu pareja coqueteó por mensaje de texto con otra chica, o cuando te sientes voluble por haber dormido o comido poco, o por estar estresado— que esa pasión ardiente anula toda racionalidad, y entonces decimos y hacemos cosas sin intención. Como podrás haberlo imaginado o recordado por experiencia propia, escenarios como éstos, que son impulsados por las hormonas, a menudo también nos alientan a comer cosas que no teníamos la intención de comer.

Permíteme darte un poco de contexto. Las hormonas funcionan como los mensajeros químicos que regulan desde los niveles de energía, apetito, almacenamiento de grasa y metabolismo hasta los niveles de estrés y el deseo sexual. Todos tenemos sensores naturales en nuestro cerebro, células grasas y otros órganos que vigilan los niveles hormonales en nuestro torrente sanguíneo, como si fueran perros guardianes extra alertas. Estos monitores internos tienen la gran habilidad de detectar desequilibrios en el cuerpo, por ejemplo, cuando de pronto hay un exceso de azúcar en la sangre después de comer un caramelo Swedish Fish en el cine. Es entonces cuando unos sensores especializados estimulan al páncreas para que secrete la hormona insulina, con el fin de transportar el exceso de azúcar al lugar adecuado (es decir, fuera del torrente sanguíneo). Este sistema de cheques y balances fluctúa de manera constante, porque el cuerpo *todo el tiempo* trata de alcanzar un equilibrio armónico. Y existe un buen motivo para ello, porque el cuerpo humano funciona *muy* bien cuando se encuentra en un estado balanceado. Durante esos momentos de estabilidad nuestras hormonas son medidores confiables que nos avisan cuándo nos hace falta combustible y necesitamos comer, y cuándo debemos dejar nuestro tenedor sobre la mesa. En cambio, cuando el sistema está desbalanceado… no tanto. Cuando nuestras hormonas están fuera de control, el almacenamiento de grasa aumenta, se elevan las señales de estrés, el metabolismo se alenta y el instinto de recurrir a alimentos azucarados entra en acción. Y, sin embargo, ni siquiera percibimos nuestras señales de saciedad. No quiero ser dramática, pero es como si la trama de un episodio de la serie *Homeland* se reprodujera en nuestro cuerpo en un bucle continuo. Te prometo que podemos resolver esta situación, sin embargo, primero es necesario estudiar las hormonas que desempeñan los roles más importantes para regular el hambre, la saciedad y el peso corporal.

Insulina. Cuando se trata de las hormonas que afectan nuestro peso, la insulina es una de las más *importantes*, pues es la que decide si los alimentos que comemos se almacenan como reserva de energía o como grasa corporal. Piensa en la insulina como la típica persona del signo Virgo, ultraorganizada, eficiente y maniática del orden, cuya labor es mantener el azúcar en la sangre bajo control. Retomemos el ejemplo de comer caramelos en el cine: cuando comes Swedish Fish de forma ocasional, la insulina responde a la acumulación de azúcar en la sangre y la almacena como si fuera una chamarra rompevientos... una prenda que no necesitas del todo en ese momento, pero que al mismo tiempo quieres mantener en un lugar accesible como el clóset del pasillo, para poder tomarla en caso de ser necesario. En tu cuerpo, el tipo de azúcar que se almacena como una chamarra rompevientos se conoce como glicógeno, que se aloja en el hígado y los músculos, y se descompone fácilmente para utilizarse como combustible. Cuando llevas una dieta balanceada y tus hormonas están sincronizadas, la insulina por lo general almacena algo de azúcar como glicógeno en el hígado, algo en los músculos y poco o casi nada en las células grasas.

El problema es que el espacio disponible para almacenar azúcar de esta manera es limitado. Si comemos demasiada azúcar y demasiados carbohidratos de forma consistente (por ejemplo, Swedish Fish todos los días), la insulina tiene que trabajar horas extra y se transforma en una hormona eficiente de acumulación de grasa para mantenerse al día. Es como si vivieras en un departamento de estudio y compraras 10 pares de zapatos nuevos cada día; incluso aunque regalaras algunos pares a diario, con el tiempo te quedarías sin espacio en las áreas de almacenaje de fácil acceso. Los zapatos comenzarían a apilarse y tendrías que cambiar de estrategia para comenzar a almacenar el excedente en unas instalaciones más grandes y de largo plazo (como el espeluznante espacio ubicado en el sótano de mi edificio). En el cuerpo, esa bodega para almacenaje de largo plazo se encuentra dentro de nuestras células grasas, que tienen la gran habilidad de expandirse para acomodar el exceso de glucosa; la cuestión es que es más difícil convencer a nuestras células grasas de que se encojan y se deshagan del exceso, al estilo Marie Kondo. Cualquiera que haya tenido que lidiar con una bodega remota o un exceso de almacenaje de grasa sabe que la batalla es real. Además de aumentar la acumulación de grasa, las oleadas constantes de insulina estimulan a otras hormonas a autocorregirse de formas no tan positivas. Aquí es en donde entra el cortisol...

Cortisol. El cortisol es como la hormona que llama al 911, ya que se libera al torrente sanguíneo cuando nuestros cuerpos perciben una amenaza real a bordo. Sin embargo, como ya mencioné, nuestros sensores hormonales siempre están alertas y suelen activar la alarma del cortisol por casi cualquier cosa, desde una situación estresante hasta cosas que el cuerpo considera peligrosas por error, como las rutinas de ejercicio intenso, saltarse la comida y la sensibilidad hacia algunos alimentos. Cuando los niveles de insulina son normales, la presencia de cortisol no implica mayor problema; de hecho, requerimos cierta cantidad de cortisol para levantarnos de la cama en la mañana. Pero cuando se presentan niveles elevados de cortisol e insulina de forma simultánea, es como si se unieran dos villanos que promueven la acumulación de grasa. Además de provocarnos antojos de azúcar, el cortisol aumenta aún más los niveles de insulina e incluso la vuelve *más eficiente* para almacenar grasa. Al hacerlo, interfiere con las hormonas que controlan nuestro apetito (esto es, la leptina y la grelina), lo que nos deja con hambre todo el tiempo.

Leptina. Cuando comemos, la hormona leptina es liberada por las células grasas y viaja al cerebro para anunciar que hemos ingerido suficiente alimento; es decir, es un medidor interno de la saciedad que evita que comamos de más; *increíble*. El problema es que el exceso de insulina y cortisol puede embotar la señal de la leptina, por lo que el cerebro en realidad no recibe el mensaje de que estamos llenos, entonces seguimos comiendo. *¿Alguien se siente identificado?* Lo mismo sucede cuando no dormimos lo suficiente. Los niveles de leptina aumentan durante el sueño profundo y restaurador, por ello es que a menudo no dormir bien está correlacionado con picotear y subir de peso. Mientras tanto, los altos niveles de cortisol e insulina y la falta de sueño también aumentan los niveles de grelina, una hormona que estimula el apetito. Resulta útil pensar que ambas hormonas —la leptina y la grelina— conforman un poderoso sistema de cheques y balances: una se encarga del apetito, la otra de la saciedad. Queremos que ambas trabajen de forma efectiva, natural y armónica, y de nosotros depende crear un ambiente dentro de nuestro cuerpo que fomente que esto suceda. Cuando es así, resulta mucho más fácil confiar en nuestras señales de hambre y saciedad, y nuestra relación con la comida y nuestro cuerpo deja de ser tan complicada.

Para aclarar este punto, analicemos el caso contrario por un momento. Digamos que quieres acumular mucha grasa corporal (sé que es un escenario improbable, pero sólo sígueme la corriente): la mejor opción sería que mantuvieras altos los niveles de insulina a lo largo del día, lo que provocaría que los niveles de leptina y grelina se salieran de control. Una forma sencilla de hacer esto sería comer muchos alimentos elaborados a base de azúcar o muchos carbohidratos de manera constante, los cuales se descomponen en azúcar con gran rapidez: alimentos sin fibra como cereal procesado, pasta blanca, pan y arroz blanco, fruta en exceso y bebidas azucaradas (sí, esto incluye jugos orgánicos recién exprimidos). Cuando ingerimos estos alimentos, los niveles de azúcar en la sangre se disparan, y dado que corresponde a la insulina mantener el exceso de azúcar fuera del torrente sanguíneo, entonces almacena el excedente de la forma más eficiente posible, a menudo como grasa corporal. *¡Ésa no es la meta aquí!* Por eso es que quiero prevenir esta situación al evitar elevaciones dramáticas de azúcar en la sangre y mantener estas hormonas bajo control.

Como quizá hayas podido notar, estas poderosas hormonas, responsables de mantener un peso balanceado, están bastante interconectadas. Cuando existe algún desequilibrio, todo el sistema altera su curso, lo que aumenta la probabilidad de que subas unos cuantos kilos, sin mencionar el hecho de que mantienen el motor metabólico de tu cuerpo atascado en neutral o reversa. Pero la buena noticia es que lo contrario también es cierto: cuando restableces los niveles de insulina las hormonas que regulan tu metabolismo y tu apetito también se normalizan. *Qué maravilla, ¿no?*

Así que la pregunta es: ¿Cómo restableces la insulina? La respuesta: al familiarizarte con los carbohidratos. Elige tus carbohidratos con prudencia, concéntrate en las fuentes de alta calidad y de efecto prolongado (aquellas que estimulan una liberación gradual y constante de insulina en lugar de una elevación rápida), controla tus porciones y espácialas con el tiempo; también te sugiero combinar estos carbohidratos inteligentes con grasas saludables, fibra y proteína de alta calidad, que ayudarán a regular el aumento de insulina. En resumen: si mantienes tus niveles de azúcar en la sangre bajo control de forma consistente, mejorarás tus niveles de insulina, leptina y grelina, y tu cuerpo empezará a trabajar *contigo* en vez de en tu contra.

El plan Dile sí al placer de comer

El plan que presento a continuación busca incentivar a tus hormonas a que, por una vez en su vida, trabajen a favor de tus metas de ser más saludable, que dominen los antojos constantes y te ayuden a sentirte mejor que nunca. Este método paleo modificado, que puede adaptarse a cualquier estilo alimenticio menos el vegano, te ayuda a bajar de peso o a mantener el peso saludable que deseas sin que te sientas privado o hambriento todo el tiempo (lo sé, una verdadera anomalía). El plan consta de dos etapas: la etapa I está diseñada específicamente para restablecer tus hormonas; la etapa II mantiene esa configuración y amplía tus opciones de carbohidratos, de manera que puedas aplicarlo de forma sostenida en la vida real.

Dicho de otra manera, la etapa I en realidad es un reajuste que le ayuda a tu cuerpo a regresar a su estado natural de armonía y equilibrio. Se trata de comer de una forma que permita crear un ambiente propicio para que tus hormonas comiencen a trabajar como se supone deben hacerlo. Durante la etapa I, que dura tres semanas, porque ése es más o menos el tiempo que les toma a tus hormonas realizar ese ajuste, dejarás el gluten, los cereales, las papas blancas, el maíz, las leguminosas, el azúcar refinada, el azúcar artificial, la lactosa, la soya y el alcohol. No obstante, te aseguro que no te morirás de hambre. Dado que aumentarás tu consumo de grasa saludable de alimentos deliciosos y que te satisfarán como ricas salsas y dips cremosos, aguacates y nueces, te sentirás bastante satisfecho en lo que reajustas tus hormonas de insulina y hambre, y mantienes la inflamación a raya.

Si te preguntas por qué debes despedirte de alimentos como el gluten, los cereales, el maíz, las leguminosas, la soya y los lácteos durante la etapa I, ésta es la razón: muchos cereales (en especial el trigo) y las leguminosas (sobre todo los frijoles de soya y los cacahuates) contienen lectinas, que son proteínas que pueden provocar una inflamación sigilosa y nociva en el cuerpo. Aunque muchas de las cosas que comemos contienen algunas lectinas, existen ciertos alimentos —entre ellos los cereales, las leguminosas y los lácteos provenientes de animales alimentados con granos— que contienen *muchas* lectinas.* Nos cuesta trabajo digerir las lectinas porque se aferran a nuestro tracto

* Las solanáceas (papas blancas, jitomates, berenjenas, pimientos y moras goji) también contienen lectinas en abundancia, pero tienden a ser menos problemáticas, por lo que las he dejado dentro del plan para hacerlo sostenible.

digestivo y tienden a adherirse a las paredes de nuestro intestino. Éste es un problema porque el revestimiento intestinal funciona como el cadenero que vigila la puerta de un club nocturno, quien decide qué puede o no entrar al torrente sanguíneo. Una variedad de personajes —incluyendo los nutrientes esenciales, las bacterias y los virus, además de proteínas inflamatorias como las lectinas— compiten por entrar, y para que el portero sea rudo y avispado el revestimiento del tubo digestivo debe estar en buen estado.

Cuando el revestimiento del tracto digestivo está sano, el tejido de la estructura es tan firme que sólo las moléculas más pequeñas son capaces de penetrarlo, y eso es algo bueno. Cuando el revestimiento intestinal no se encuentra en tan buenas condiciones o está irritado, puede volverse más poroso, lo que facilita la entrada al torrente sanguíneo de sustancias que no pertenecen ahí, como partículas de comida sin digerir y lectinas. Cuando esto sucede, el cuerpo ataca a estas partículas como si fueran patógenos (es decir, gérmenes que hacen que nos enfermemos), que pueden provocar inflamación interna. Si esto sucede en repetidas ocasiones a lo largo del tiempo, podrías llegar a desarrollar alergias y sensibilidades hacia ciertos alimentos, e incluso una deficiencia en la sensibilidad a la insulina y la producción de leptina. Aquí es en donde podrías experimentar los vagos y desagradables síntomas de la inflamación, cólicos, cansancio, hambre constante y antojo de azúcar, aumento de peso y condiciones inflamatorias de la piel como eczema y rosácea. Cada persona es diferente, pero los cereales que contienen gluten y los productos lácteos de leche de vaca son algunos de los sospechosos más comunes.

¡Respira hondo! Esto no significa que nunca más podrás comer cereal o frijoles o yogurt. Sin embargo, para la etapa I del plan te recomiendo suspender estos alimentos para darle la oportunidad a tu cuerpo de relajarse, recobrar fuerzas y reequilibrarse internamente. Claro que si eres un vegetariano que no come pescado, te recomiendo mantener frijoles secos y leguminosas —de preferencia remojados antes de cocinarse, porque estas versiones tienen menores

concentraciones de lectina— en tu dieta durante la etapa I, para asegurarte de comer suficiente proteína. Después de tres semanas pasarás a la etapa II y entonces podrás reincorporar algunos de estos alimentos a tu menú.

En la etapa II, que dura una semana, puedes volver a agregar frijoles y leguminosas (de preferencia remojados y hervidos), cereales libres de gluten (como arroz integral y avena entera), productos lácteos de alta calidad y altos en grasa, maíz, cacahuates y una copa de alcohol al día, si se te antoja. Lo mejor es reintroducir estos alimentos poco a poco (es decir, no todos durante una misma comida), para que tengas una mayor oportunidad de detectar tu reacción ante cada uno de ellos. Sólo para aclarar, no recomiendo consumir productos procesados de soya (como tofu, tempeh, leche de soya, proteína en polvo a base de soya y carnes "falsas") con regularidad: la soya contiene compuestos elaborados a base de plantas llamados isoflavonas que son estructuralmente similares al estrógeno, lo que significa que pueden trastornar el equilibrio hormonal natural del cuerpo. Esto no implica mayor problema cuando consumes cantidades moderadas de frijoles de soya orgánicos sin procesar como edamames, que son una gran fuente de proteína para los vegetarianos. Sin embargo, es fácil excederse con los alimentos procesados de soya, que de todas formas no son tan nutritivos. El objetivo para la etapa II es seguir reajustando tus hormonas, pero también descifrar qué funciona para ti. Quizá descubras, como yo lo hice, que te sientes mejor al dejar los cereales y los lácteos, pero que puedes tolerar bastante bien algunas leguminosas, sobre todo las variedades germinadas y fermentadas, como la dosa. Por otro lado, también es posible que te sientas bien al incorporar todos los alimentos mencionados con anterioridad. A medida que comiences a reincorporar alimentos previamente excluidos a tu plato pon atención a cómo te sientes y ajusta tu estrategia en consecuencia. Si comer yogurt o pasta integral te hace sentir aturdido, aletargado o hinchado, o tu tracto gastrointestinal te envía señales de alerta, de ti depende elegir si vale la pena que consumas esos alimentos (o en qué momento).

Con esto en mente, una vez transcurrida la semana que dura la etapa II, puedes incorporar una gama más amplia de carbohidratos con moderación. Si remplazas todas tus raciones de carbohidratos inteligentes con bagels y alcohol, ¿crees que tu cuerpo se sentirá y funcionará igual de bien? Por supuesto que no. Pero al mismo tiempo es importante mostrarte cómo puedes incluir alimentos como bagels y alcohol en tu dieta, para que no sientas que tienes que decidir entre todo o nada. La idea es mezclar y agrupar carbohidratos de manera que este plan sea flexible y sostenible para ti. Es como ser un padre o una madre medianamente rígidos, lo que implica darles a los hijos la suficiente libertad y flexibilidad para que sean menos propensos a rebelarse.

Una vez que domines cómo distribuir tus raciones de carbohidratos, podrás elegir alimentos deliciosos y saludables durante el día que se adapten a tus metas de largo plazo sin pensar mucho al respecto. Una de las principales razones por las que este plan es tan efectivo es que, cuando mejoras tu ingesta de carbohidratos (eliges opciones de alta calidad, espacias su consumo y no te excedes), tus niveles de insulina no se elevan sin control. Esto significa que animas a tu cuerpo a quemar el exceso de grasa en vez de almacenarlo; además, la insulina no tiene la oportunidad de alterar tus niveles de leptina y grelina. *Eso es de lo que estamos hablando.*

Acordeón del plan
Dile sí al placer de comer

Si después de escuchar toda esta información sientes que la cabeza te da vueltas, aquí hay una guía simple que te orientará sobre qué sí y qué no comer en ambas etapas.

Etapa I (tres semanas)

Alimentos para saborear	Alimentos a evitar
Verduras: todas menos elotes y papas blancas.	**Verduras:** elotes, papas blancas.
Productos lácteos alternos: leche de cáñamo, leche de coco, leche de nueces, ghee.	**Lácteos:** leche, mantequilla, proteína de suero, yogurt, queso.
Cereales: quinoa.	**Cereales:** todos excepto quinoa.
Aceites: MCT, coco, oliva, aguacate, linaza, ajonjolí, almendra, nuez, avellana y semilla de calabaza.	**Aceites:** reducción de margarina, maíz, soya, girasol, cártamo y canola.
Bebidas: agua filtrada/gasificada/mineral, té sin endulzar, café de alta calidad sin endulzar (puedes agregar ghee, aceite de MCT o aceite de coco).	**Bebidas:** alcohol, jugo de frutas, bebidas dulces o endulzadas de forma artificial, leche de arroz, leche de soya.
	Proteínas vegetales: frijoles y leguminosas, hummus, productos procesados de frijol de soya (leche de soya, salsa de soya, tofu, tempeh, seitán).
Proteínas animales: pescado salvaje, anchoas en aceite, huevos orgánicos o de gallinas libres, pollo de granja y carnes alimentadas con pasto.	**Proteínas animales:** carnes procesadas.
Nueces y semillas: todas excepto cacahuates y mantequillas endulzadas de nueces y semillas.	**Nueces y semillas:** cacahuates, crema de cacahuate y mantequillas endulzadas de nueces y semillas.
Endulzantes: néctar/azúcar de coco, miel de maple, miel cruda y estevia (máximo 1 cucharada al día).	**Endulzantes:** agave, azúcar procesado y refinado, edulcorantes artificiales.

Alimentos para saborear	Alimentos a evitar
Condimentos: vinagre de sidra de manzana, vinagre de vino blanco, vinagre balsámico, vinagre de arroz integral, vinagre de champaña, aminos de coco, tahini, salsa de pescado sin gluten, mostaza de Dijon, chucrut, kimchi, mayonesa sin endulzar, pesto sin lácteos, salsa picante, Karam's Garlic Sauce (p. 85), Majestic Garlic Spread (p. 85).	**Condimentos:** cualquier condimento que contenga gluten o soya (como salsa de soya) o cualquiera de los endulzantes o ingredientes que aparecen en la celda de arriba.
Fruta: todas las frutas excepto aquellas endulzadas, enlatadas y secas.	**Fruta:** frutas endulzadas, enlatadas y secas como pasas, mango seco, chabacanos secos y arándanos secos.

Etapa II (una semana)

Alimentos para saborear	Alimentos a evitar
Verduras: todas excepto papas blancas.	**Verduras:** papas blancas.
Lácteos: lácteos de alta calidad, enteros como kéfir, leche entera, yogurt griego, crema y queso.	**Lácteos:** productos lácteos reducidos o bajos en grasa, yogurt con azúcar añadida refinada o edulcorantes artificiales.
Productos lácteos alternos: leche de cáñamo, leche de coco, leche de nueces, ghee.	
Cereales: cereales integrales sin gluten como quinoa, arroz integral, avena entera, amaranto, alforfón, mijo, sorgo y teff.	**Cereales:** cereales glutinosos como trigo, bulgur, farro, espelta, kamut, cebada y centeno; cereales refinados como arroz blanco.

Alimentos para saborear	Alimentos a evitar
Aceites: MCT, coco, oliva, aguacate, linaza, ajonjolí, almendra, nuez, avellana y de semilla de calabaza.	**Aceites:** reducción de margarina, maíz, soya, girasol, cártamo y canola.
Bebidas: agua filtrada/gasificada/mineral, té sin endulzar, café de alta calidad sin endulzar (puedes agregar ghee, aceite de MCT o aceite de coco para hacerlo a prueba de balas).	**Bebidas:** jugo de frutas, bebidas dulces o endulzadas de forma artificial, leche de soya.
Alcohol: cerveza sin gluten, sake, vino seco y champaña, ron, tequila, vodka de papa (máximo 1 copa al día).	**Alcohol:** cualquiera que contenga gluten o que esté endulzado.
Proteínas vegetales: leguminosas y frijoles como cacahuates, garbanzos, chícharos negros, lentejas, frijoles rojos, frijoles negros, alubias, frijoles blancos y hummus.	**Proteínas vegetales:** productos procesados de frijol de soya (leche de soya, salsa de soya, tofu, tempeh, seitán).
Proteínas animales: pescado salvaje, anchoas en aceite, huevos orgánicos o de gallinas de libre pastoreo, pollo de granja y carnes alimentadas con pasto.	**Proteínas animales:** carnes procesadas.
Nueces y semillas: todas excepto mantequillas de nueces y semillas endulzadas.	**Nueces y semillas:** mantequillas de nueces y semillas endulzadas.
Endulzantes: néctar/azúcar de coco, miel de maple, miel cruda y estevia (máximo 1 cucharada al día).	**Endulzantes:** agave, azúcar procesada y refinada, edulcorantes artificiales.

Alimentos para saborear	Alimentos a evitar
Condimentos: vinagre de sidra de manzana, vinagre de vino blanco, vinagre balsámico, vinagre de arroz integral, vinagre de champaña, aminos de coco, tahini, salsa de pescado sin gluten, mostaza de Dijon, chucrut, kimchi, mayonesa sin endulzar, pesto sin lácteos, salsa picante, Karam's Garlic Sauce (p. 85), Majestic Garlic Spread (p. 85).	**Condimentos:** cualquier condimento que contenga gluten o soya (como la salsa de soya) o cualquiera de los endulzantes o ingredientes que se mencionan en la celda de arriba.
Fruta: todas las frutas excepto las endulzadas, enlatadas y secas.	**Fruta:** frutas endulzadas, enlatadas y secas.

Nota: aun durante esta etapa se recomienda evitar el consumo de alimentos elaborados a base de soya, alimentos que contengan gluten, azúcar refinada, cereales refinados, papas blancas y alimentos procesados.

¿Qué hay de las calorías?

Seguro has escuchado el debate acerca de si todas las calorías fueron creadas iguales. Este plan se enfoca en los carbohidratos, *no* en las calorías, y ésta es la razón: en el laboratorio una caloría *es*, de hecho, una caloría, lo cual quiere decir que tanto las 500 calorías provenientes del jugo de naranja (carbohidratos) como las del aceite de oliva (grasa) liberan la misma cantidad de energía cuando se someten al fuego del mechero de Bunsen (que, por si no lo sabías, es la manera en que los científicos miden las calorías). Pero esta ecuación no funciona igual en el cuerpo, debido a la forma en que se comportan los alimentos una vez que están dentro de nuestro organismo. Cada alimento tiene distintos efectos sobre las hormonas que controlan nuestros antojos, hambre, saciedad, metabolismo, azúcar en la sangre y acumulación de grasa. Por ejemplo, dado que el cuerpo es incapaz de descomponer toda la fibra contenida en carbohidratos como el camote (a diferencia de una fuente menos fibrosa como el arroz blanco), los carbohidratos de los alimentos ricos en fibra no provocan un aumento significativo en el azúcar en la sangre y la insulina.

Entre los alimentos existe una jerarquía de aquellos que tienen un mayor impacto en la insulina (y, por tanto, en el almacenaje de grasa): los carbohidratos refinados sin fibra que se descomponen rápidamente tienen el impacto más dramático sobre la insulina, las proteínas tienen un impacto mínimo, y la grasa dietética no tiene ningún efecto. Por eso es que recomiendo emplear esta jerarquía para crear una dieta balanceada, empezando con verduras no almidonadas (como verduras de hoja verde, fideos de calabacín y arroz de coliflor) aderezadas con una buena y deliciosa ración de grasa de alta calidad (como aceite de oliva, ghee, aguacate y las ricas salsas que encontrarás en el próximo capítulo); luego puedes agregar proteína de alta calidad (de 110 a 170 gramos de pollo orgánico cocido de granja, pavo, cordero de libre pastoreo, salmón salvaje o 2 huevos) en un papel de reparto, y carbohidratos complejos ricos en fibra como camotes y quinoa como invitados especiales clave.

En conclusión, contar calorías no es tan importante, pero controlar las hormonas, sobre todo la insulina, es crucial. Consumir las grasas adecuadas, evitar las grasas trans (que promueven la inflamación y alteran las hormonas) y limitar los aceites altamente procesados (como el de maíz, soya, girasol, cártamo y canola) pueden aportar muchísimo a la causa, porque no afectan la insulina, sin embargo, sí nos ayudan a sentirnos llenos y a mejorar el sabor de los alimentos. Hasta hace relativamente poco, los especialistas de la salud recomendaban dietas restrictivas en cuanto a las calorías ingeridas y bajas en grasa para perder peso. El principal problema de estas dietas —además de ser terribles— es que no funcionan: comer grandes cantidades de grasa de alta calidad es la clave para bajar de (o mantener un) peso y disfrutar del proceso; además, la grasa dietética acelera tu metabolismo, regula las oleadas de insulina y ayuda a mantener los antojos bajo control. Muchos de estos mismos efectos también son aplicables a las proteínas. En lo que respecta a los carbohidratos, por supuesto que son necesarios, pero es un balance delicado: comer pocos carbohidratos te hará sentir cansado e irritable, y de hecho puede llegar a aumentar la producción de cortisol; por otra parte, consumir demasiados carbohidratos, sobre todo de azúcar concentrada y almidones procesados, ocasiona fluctuaciones dramáticas de insulina, lo que fomenta la acumulación de grasa y altera las otras hormonas clave. Así que querrás encontrar tu punto de equilibrio, algo que conseguirás y perfeccionarás con este plan.

Cada persona responde de manera distinta a los carbohidratos, no obstante he encontrado que a la mayoría de las mujeres les funciona consumir entre 60 y 90 gramos, divididos entre cuatro a seis raciones (de aproximadamente 15 gramos cada una) a lo largo del día. Por lo general, las seis raciones son ideales para mantener un peso saludable, mientras que entre cuatro y cinco raciones funcionan para perder peso. Claro que si haces ejercicio intenso con regularidad (como entrenar para un evento atlético demandante) o si estás embarazada o en la etapa de lactancia, necesitarás agregar más raciones de carbohidratos. Recuerda que ésta es la vida real, así que ubica una ración de carbohidratos dentro del rango de 13 a 22 gramos.

El intercambio de carbohidratos

Comencé a creer en este plan cuando realizaba mi residencia dietética en el Centro Médico Monte Sinaí de Manhattan. En el hospital tuve la oportunidad de enseñarles a personas recién diagnosticadas con diabetes tipo 1 a monitorear y espaciar su consumo de carbohidratos para descubrir cuánta insulina necesitarían administrarse después de comer. La gente con diabetes tipo 1 no produce suficiente insulina de manera natural, por lo que deben tomarla como medicamento después de ingerir alimentos con carbohidratos para eliminar el azúcar de su torrente sanguíneo (de otra forma ésta comenzaría a acumularse). En su caso, medir las raciones de carbohidratos no sólo es saludable, es *vital*. Claro que descubrir que padeces cualquier enfermedad crónica resulta desagradable, sin embargo la diabetes tipo 1 puede sentirse como una verdadera carga porque, como te podrás imaginar, requiere de una planeación constante, mucha conciencia y mantenimiento; además, para muchas personas la idea de monitorear y limitar el consumo de carbohidratos de forma indefinida puede percibirse como un enorme castigo.

Así que esto es lo que yo les diría: *sé que esto resulta abrumador, pero si te hace sentir aunque sea un poquito mejor, casi cualquier persona gozaría de mejor salud si dividiera sus raciones de carbohidratos de esta manera; es sólo que, por desgracia, los riesgos de* no *comer de esta forma son mucho mayores para ti*. Para ser honesta, no sé si esto haya servido de algo, sin embargo, después de trabajar con más pacientes y realizar mis propias investigaciones, me convencí todavía más de las ventajas universales de este enfoque. Por eso es que, cuando abrí mi propio consultorio, comencé a utilizar mi propia versión del sistema de intercambio de carbohidratos con cada cliente, porque en verdad es *así* de saludable y amigable con el usuario. Otra ventaja: elimina el juego de adivinar "¿a qué equivale una ración?", algo que a muchos nos mete en problemas.

Si te acostumbras a pensar en los carbohidratos en raciones de 15 gramos, entonces podrás descifrar cómo entran dentro de tu presupuesto de cuatro, cinco o seis raciones al día. En realidad se trata de decidir en qué quieres "gastar" tus raciones de carbohidratos. Además, serás capaz de leer casi cualquier etiqueta de un producto y descifrar cuántas raciones de carbohidratos hay en esa porción (con base en la guía de los 15 gramos). El siguiente paso consiste en visualizar a cuánto equivalen 15 gramos de carbohidratos en un alimento determinado. La lista te da ideas de cómo repartir carbohidratos a lo largo del día, tanto en la etapa I como en la etapa II del plan.

He notado que la mayoría de los clientes se siente bien con un racionamiento 80/20 tipo paleo, al consumir una dieta baja en gluten, cereales, lácteos y azúcar refinada, pero que no les *prohíba* darse un gusto cuando lo creen conveniente. Así que no tengas miedo de probar distintas combinaciones de carbohidratos, porque la flexibilidad es parte de lo que hace que este plan funcione para muchas personas. Podrías comer dos raciones de carbohidratos por la mañana (el smoothie supersimple de la página 154 o un panecillo inglés sin gluten bañado en mantequilla de nueces o ghee), una durante la comida (garbanzos sobre una ensalada grande bien aderezada con proteína), una cena baja en carbohidratos (tacos de pescado en tortilla de coliflor con ensalada de col picante y guacamole) y una para el chocolate oscuro y una copa de vino tinto seco después de la cena. O podrías tomar prestada la estrategia a la que Jenna Lyons, antigua presidenta y directora creativa de la marca de ropa J. Crew, llama su "uniforme del almuerzo": consumir alimentos similares (bajos en carbohidratos) todos los días a la hora de la comida, con lo cual reservarías la flexibilidad de tus carbohidratos para el desayuno, la cena y los tentempiés. La ventaja de esta estrategia es que puede ayudar a reducir la fatiga de decidir. La desventaja es que puede resultar monótona (pero puedes mejorarla con las estrategias que aparecen en el capítulo 8). Así que tú decides si le das una oportunidad o no.

El precio de los carbohidratos

Imagina que tienes una pensión destinada a cubrir todo lo que gastas en carbohidratos inteligentes, en lugar de fondos ilimitados: monitorear el precio de los carbohidratos te ayudará a administrar y balancear tu presupuesto. Con el tiempo, esto contribuirá a la meta global: ser capaz de estimar las raciones con bastante precisión para no perderte en los detalles y concentrarte en establecer esa conexión contigo mismo, además de disfrutar de tu comida. Sin embargo, para llegar ahí querrás familiarizarte con la apariencia de una ración de carbohidratos. Así que vayamos al grano. Lo que a continuación se presenta es una lista de alimentos que contienen carbohidratos que pueden consumirse durante la etapa I, la etapa II o en ambas:

Verduras con almidón (ambas etapas)

- Betabel: 1 taza
- Jícama: 1½ tazas
- Chícharos: ¾ de taza
- Calabaza (sin azúcar añadida): 1 taza
- Camote y papas de raíz de taro: 1 onza
- Calabaza de invierno (bellota y calabaza moscada): 1 taza
- Ñame y camote: ½ de tamaño mediano o ½ taza en pedazos

Cereales y frijoles (etapa II)

- Arroz integral: ⅓ de taza cocido
- Quinoa: ⅓ de taza cocida (es amigable con la etapa I, porque técnicamente es una semilla)
- Frijoles y lentejas: ½ taza cocida
- Edamame: ¾ de taza
- Hummus: ⅓ de taza
- Avena (cocida y sin endulzar): ½ taza
- Bagel: ¼ de bagel típico (así es, un bagel típico contiene 4 raciones de carbohidratos)
- Elote: ½ taza de granos o mazorca de 15 centímetros
- Muffin inglés: ½
- Casi todos los panes de caja: 1 rebanada
- Palomitas: 3 tazas (nada mal)
- Tostadas de arroz: 2

- Pasta: 1/3 de taza cocida
- Leche de arroz sin endulzar: 180 mililitros
- Tortilla (15 centímetros): 1
- Totopos sin grano Siete Foods: 9 (ve los alimentos esenciales para la alacena)

Frutas (ambas etapas)

- Manzana: 1 pequeña
- Albaricoques (frescos): 4 pequeños
- Plátano: ½ grande o 1 dominico
- Zarzamoras: 3/4 de taza
- Moras azules: 3/4 de taza
- Melón: 1 taza picada en cubos
- Cerezas: ½ taza
- Dátiles: 1 medjool o 3 deglet noor pequeños
- Toronja: ½ de tamaño mediano
- Uvas: 1 taza
- Melón dulce: 1 taza picada en cubos
- Kiwi: 2 pequeños
- Mango: ½ pequeño o ½ taza en pedazos
- Moras: 1 taza
- Nectarina: 1 mediana
- Naranja: 1 pequeña
- Papaya: 1 taza picada en cubos
- Durazno: 1 pequeño
- Pera: 1 pequeña
- Piña: 3/4 de taza picada en cubos
- Ciruela: 2 pequeñas
- Granada: ½ taza de semillas
- Frambuesas: 1 taza
- Fresas: 1¼ tazas

- Mandarina: 2 pequeñas
- Sandía: 1¼ tazas picada en cubos

Varios

- Leche de coco entera sin endulzar: 1 taza (amigable con la etapa I)
- Azúcar de coco, miel de maple, miel cruda, melaza negra: 1 cucharada (amigable con la etapa I, máximo 1 cucharada al día)
- Jalea y mermelada: 1 cucharada (sólo en la etapa II)
- Cualquier jugo de frutas: ⅓ de taza (sólo en la etapa II; recuerda esto la próxima vez que estés a punto de ordenar una mimosa o cualquier otro jugoso coctel)

Alimentos libres (¡suéltate el pelo!: puedes comer todo lo que quieras de estos alimentos)

- Todas las verduras verdes (incluyendo brócoli), hojas verdes
- Coles de Bruselas
- Col
- Zanahorias
- Coliflor
- Pepino
- Berenjena
- Ajo
- Jengibre
- Frijoles verdes
- Hierbas
- Jugo/ralladura de lima y de limón
- Champiñones
- Cebollas

- Pimientos
- Pepperoncini (mi favorito)
- Rábanos
- Chucrut
- Algas de mar (quelpo, wakame, etc.)
- Chícharos
- Especias
- Brotes (de todo tipo)
- Calabaza (de verano, calabacín)
- Jitomates
- Jugo de verduras sin endulzar
- Castañas de agua

EL FACTOR ALCOHÓLICO

Aunque es cierto que el alcohol contiene carbohidratos, no todos cuestan lo mismo en términos de carbohidratos. Si planeas incluir bebidas alcohólicas durante la etapa II y más adelante, recuerda que las bebidas espirituosas libres de gluten como el tequila, el vodka, las champañas secas y los vinos son tu mejor opción. No te vuelvas loco tratando de calcular las raciones (esto arruinará la fiesta, por decir lo menos). Sin embargo, tómate un minuto para familiarizarte con el desglose general al echarle un vistazo a este acordeón sobre el costo promedio en carbohidratos que tienen los diferentes tipos de alcohol.

Cerveza (350 mililitros):
Regular: 1 ración de carbohidratos
Light: ¼ a ½ ración de carbohidratos
Sake (180 mililitros): $^{2}/_{3}$ de ración de carbohidratos
Vino (150 mililitros):
Champaña, brut: $^{1}/_{3}$ de ración de carbohidratos
Champaña, rosada: $^{3}/_{4}$ de ración de carbohidratos
Tinto, seco: $^{1}/_{3}$ de ración de carbohidratos
Blanco, seco: $^{1}/_{3}$ de ración de carbohidratos
Blanco, dulce o de postre: 1 ración de carbohidratos

Bebidas espirituosas (45 mililitros) = raciones ínfimas de carbohidratos

Bourbon
Brandy
Coñac
Ginebra
Ron
Escocés
Tequila
Vodka
Whiskey

Ten cuidado: es recomendable evitar los mezcladores, los jarabes simples y los licores (como Campari, Cointreau, triple sec o crema de cualquier cosa), porque éstos contienen más carbohidratos; es mejor mezclar tus bebidas con agua mineral y agregarle un poco de limón o lima frescos.

GUÍA PARA LEER LAS ETIQUETAS DE LA COMIDA

También puedes encontrar el precio de los carbohidratos en las etiquetas de los alimentos empacados, aunque, por supuesto, no muestran la información de esta manera (eso simplemente sería *demasiado* útil). Necesitarás investigar un poco, ya que las cantidades se expresan en gramos de carbohidratos. Para descifrar el código, recuerda esto:

Aproximadamente 15 gramos de carbohidratos equivalen a una ración, 30 gramos equivalen a dos raciones y 45 gramos a tres. Primero busca el número total de carbohidratos que aparece en el listado de la información nutrimental para ver a cuántas raciones de carbohidratos equivale, con base en ese código. Luego busca el tamaño de la ración en la parte superior del listado: aunque pareciera que algunos artículos empaquetados tienen una sola ración, es posible que contengan dos o más.

Asimismo, es importante revisar la lista de ingredientes, porque lo que contiene la comida debe enlistarse en orden descendente por peso (lo cual significa que las cantidades más grandes aparecen primero). Saber esto resulta muy útil, pues te permite determinar si hay predominancia de azúcar u otros endulzantes (aparecerían dentro de los primeros ingredientes en la lista); lo mismo aplica para las grasas trans que provocan inflamación (que a veces se muestran como "aceite parcialmente hidrogenado") u otras grasas menos deseables (como los aceites de maíz, soya, girasol, cártamo y canola).

También aconsejo dejar cualquier alimento con Splenda u otros edulcorantes artificiales que contienen sucralosa, un químico sintético que es 600 veces más dulce que el azúcar natural (*en serio*). El hecho de que esta sustancia sea tan dulce puede terminar por estimular tus papilas gustativas en exceso e incluso cambiar la forma en que éstas perciben los sabores dulces. Además de provocarte antojos intensos de comida dulce todo el tiempo, también reduce tu sensibilidad a las cosas naturalmente dulces. Ésta es una historia real: alguna vez tuve una clienta que era adicta al Splenda y que necesitaba espolvorear al menos un sobrecito amarillo sobre la *fruta*, porque en su estado natural no le parecía suficientemente dulce. Así que, aunque utilizar Splenda puede hacer que reduzcas tu consumo de azúcar en el corto plazo, también puede provocar antojos constantes de comida dulce. *No vale la pena*.

Recuerda: no recomiendo medir toda tu comida (*¿quién tiene tiempo para hacer algo así?*), sin embargo, sí puede ser de utilidad durante los primeros días para visualizar, por ejemplo, en qué consiste ⅓ de taza de quinoa cocida (revelación: es probable que sea mucho más pequeña de lo que imaginas). No obstante, si luchas contra el deseo de controlar, será mejor que te saltes este paso para evitar que alimentes tu tendencia natural a la rigidez. Después de esto puedes mirar las raciones para ver si son las adecuadas y combinarlas con tranquilidad. Una vez que entiendas lo básico sobre las raciones recomendadas de carbohidratos, hazte un favor y olvídate de las matemáticas. Una de las razones por las que amo este plan es porque libera a las personas de tener que contar calorías y pensar de más. Si sigues estos lineamientos, en realidad no es necesario contar calorías, porque comenzarás a restablecer tus hormonas y tus señales internas de hambre y saciedad. Pero recuerda que no todos los carbohidratos fueron creados iguales: ración a ración, algunos alimentos ricos en carbohidratos (como los camotes, que contienen mucha fibra) son más nutritivos que otros (como los bagels).

En cuanto sepas cómo se ven las distintas raciones de carbohidratos, es probable que comiences a adelantarte y pensar acerca de cuántas raciones tiendes a comer a lo largo del día. Ésa es una excelente decisión, porque después de que mis clientes y yo exploramos su historial alimenticio, ése es nuestro siguiente paso. Si eres como la mayoría de mis clientes, podrías descubrir que, pese a tus mejores esfuerzos, quizá comes más de cinco o seis raciones de carbohidratos gracias a los alimentos falsamente saludables como la granola, la jalea y la mermelada, fruta en exceso y tazones de acai, además de las fuentes sigilosas de azúcar agregada de las que hablamos en el capítulo anterior. *No entres en pánico.* Las cosas serán más sencillas de ahora en adelante.

Lo bueno de este enfoque es que brinda flexibilidad (es decir, mucho espacio para maniobrar) y permite planear con antelación. Por ejemplo, si sabes que saldrás a cenar sushi, podrías probar varias opciones: comer pocos carbohidratos durante la cena con dos pedazos de sushi (alrededor de 1 ración de carbohidratos), acompañados de sashimi, una guarnición de aguacate y un puñado de edamames (alrededor de 1 ración de carbohidratos), en cuyo caso podrías planear comer dos raciones de carbohidratos durante el desayuno, una a la hora de la comida, con colaciones bajas en carbohidratos por la tarde; o, si quieres comerte el rollo estándar de seis a ocho piezas (que contiene de 2 a 2½ raciones de carbohidratos), un par de tiras de nigiri, además de edamames y quizá algo de sake, en teoría podrías dejar de consumir la mayoría de tus raciones de carbohidratos a lo largo del día y concentrarte en una ración de carbohidratos de alta calidad y absorción lenta para el desayuno o la comida, junto con verduras de hoja verde, bastante grasa y proteína. Sin embargo, no recomiendo convertir esto en un hábito nocturno, porque la combinación del arroz y el alcohol elevará tus niveles de insulina. Pero esto muestra cómo puedes ser flexible y enfrentar lo que la vida ponga frente a ti; sólo requiere de planeación y algunos ajustes. (De esta misma manera puedes incorporar raciones de chocolate con regularidad.) En el próximo capítulo encontrarás algunas sugerencias de menús para la etapa I, los cuales te permitirán ver cómo poner todo esto en práctica.

A fin de cuentas, resulta sumamente útil conocer el sistema de intercambio de carbohidratos, porque te ayuda a priorizar los alimentos que quieres y a tomar decisiones conscientes e informadas todos los días. De esta manera, puedes mantener una estrategia flexible y hacer que funcione a largo plazo. El plan está diseñado de tal forma que te permita rendirte cuentas a ti mismo, para que puedas decidir en qué vale la pena gastar tu presupuesto de carbohidratos. Personalmente, yo no elegiría gastar demasiado en jugo de frutas o mermelada, porque preferiría utilizar ese efectivo de carbohidratos en cualquier alimento con chocolate oscuro o papas de camote, pero quizá tu sí. Tú eres el conductor, así que tú decides cómo quieres gastar tu efectivo de carbohidratos. No existe un método correcto o incorrecto, ni una respuesta generalizada, y es por ello que este plan funciona. Está diseñado para hacer que tus hormonas trabajen a tu favor y para recuperar esa confianza en tu apetito. Sin embargo, algo que es igual de importante es que este plan está anclado en la realidad, así que no es algo de lo que puedas caer, sin importar a qué obstáculos alimenticios te hayas enfrentado en el pasado.

Seamos realistas: no espero que te apegues a tu presupuesto de carbohidratos las 24 horas, los siete días de la semana. Pese a todas las herramientas que has afinado hasta el momento, comer en exceso de forma ocasional es de esperarse. Así que puedes dejar la culpa a un lado y retomar tu sistema de administración del efectivo de carbohidratos con alimentos reales (y deliciosos). En el siguiente capítulo aprenderás cómo unir todas estas piezas.

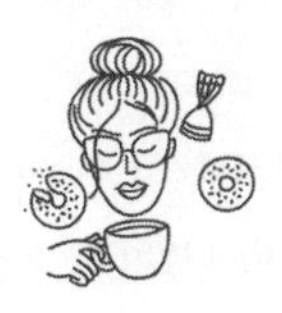

7

Conviértete en tu propio *sous-chef* (con deliciosas recetas incluidas)

Hace algunos años leí un artículo en una revista titulado "¿Qué hay en su refrigerador?" que hablaba sobre la ajetreada vida de una chef y que prácticamente cambió mi vida. En un inicio estaba intrigada, porque creí que su colección de condimentos sería sólo para expertos; me imaginaba que tendría una variedad de salsas picantes fermentadas casi imposibles de conseguir, condimentos gourmet y mezclas de especias internacionales que tal vez consideraría comprar a granel para regalarles a conocidos que se mudaran a un nuevo hogar y luego me olvidaría de ellos por completo. Sin embargo, lo que descubrí fue *mucho* mejor. Esta chef había abusado del *mise-en-place*, una de las primeras lecciones que se enseñan en la escuela de gastronomía, que literalmente significa "poner en su lugar". Es una frase elegante para un concepto muy sencillo: tener todos los ingredientes listos antes de empezar a cocinar.

Aunque esto puede parecer un poco demandante, sobre todo para quienes cocinan en casa, te aseguro que cualquier chef profesional estaría de acuerdo en que éste es uno de los elementos cruciales para cocinar de forma eficiente, dondequiera que te encuentres. En vez de tener hileras de mostazas y kimchis especiales, esta chef tenía recipientes con espárragos blanqueados y frijoles verdes, lechugas lavadas y secas, cebolla y ajo pelado, arroz integral cocido y una buena selección de proteínas (incluyendo pollo cocido que parecía haber sobrado de la comida ordenada a domicilio la noche anterior). Su razonamiento era el siguiente: cuando llegaba tarde a casa tras salir del restaurante, por lo general se *moría de hambre*. Después de horas de preparar comida para otras personas esta chef no quería cocinar algo muy ambicioso para sí misma, pero tampoco iba a optar por comer cereal durante la cena. Su solución fue comprometerse de antemano a comer sano en casa, al convertirse en su propia *sous-chef*.

Además del sobresaliente surtido de alimentos que tenía en su refrigerador, lo que más me sorprendió del enfoque de esta chef fue su relación con la comida. En realidad tiene dos tipos de relaciones con la comida: una profesional y otra personal. Preparar platillos creativos, deliciosos y estéticamente agradables para otras personas es parte de su trabajo; al mismo tiempo es una mujer muy ocupada de treinta y pocos años que no quiere privarse de comer alimentos saludables y deliciosos. Su enfoque sencillo de *mise-en-place* garantizaba que no tuviera que sacrificar sus metas generales de ser más saludable, a pesar de los retos que le imponía su falta de tiempo, porque había convertido la etapa de preparación en una ciencia. A todos nos serviría copiar una jugada de su manual. Después de todo, aparte de ser eficiente, esta práctica le permitió esquivar los peligros del agotamiento de la fuerza de voluntad después del trabajo, cuando todo está en riesgo.

Piénsalo: ¿Cuántas veces has querido planear una cita con esa persona especial para que, al no ocurrírseles una actividad en específico a ambos, terminaran por quedarse en el sillón y en ropa deportiva? Quizá todo haya salido bien y hayan disfrutado de su tiempo juntos (te entiendo; no hay nadie a quien le guste más el tiempo de descanso que a mí). Pero también es posible que después se hayan arrepentido de perder una oportunidad de arreglarse el uno para el otro un sábado por la noche. De igual manera, ¿cuántas veces has planeado prepararte una comida sana después del trabajo para después abandonar tu intención porque te sentías agotado? En vez de eso ordenaste una comida no muy saludable o improvisaste un platillo que me gusta llamar "el especial de una chica de fraternidad" (una combinación de cereal, galletas saladas y dip). Como bien sabes, elegir alimentos saludables cuando tu fuerza de voluntad se agota y te sientes cansado de decidir (algo que afecta a la mayoría de las personas entre las 3:00 o 4:00 p.m.) es todo un reto. Y es justo *en este punto* donde tener una estructura razonable, pero sin rigidez, resulta útil.

Quisiera aclarar algo: el objetivo no es volverte loco con la preparación de cada comida o transformarte en la chef Barefoot Contessa cada noche (*aunque, ¿cuán glorioso sería eso?*). No obstante, ya sea que quieras cocinar con regularidad u organizar una comida o cena de forma ocasional, la clave para preparar alimentos deliciosos en tiempo récord está en pensar y *actuar* de antemano. Al hacerlo, puedes crear menús saludables y gloriosos sin romperte la cabeza (no es necesario cocinar platillos complicados) para cada comida del día. Los primeros pasos, como pudiste ver en el capítulo 5, son planear de antemano y surtir el refrigerador y la alacena con los ingredientes básicos (y saludables) que puedes utilizar en las recetas que se muestran a continuación. El siguiente paso es desarrollar un plan de preparación que funcione para ti, que es justo de lo que se trata este capítulo.

Este acercamiento un tanto rudimentario al ensamble de alimentos surgió por necesidad: al igual que la mayoría de mis clientes, estaba demasiado ocupada para cocinar… o al menos eso pensaba. Solía ordenar platillos deliciosos pero muy sencillos, a sabiendas de que yo misma podría prepararlos si tuviera el tiempo, las ganas y los ingredientes necesarios a la mano. Con el tiempo, me harté de la espera, el costo y los mensajes de texto asociados a esta estrategia supuestamente poco estresante, entonces comencé a inventar formas de utilizar el pollo, el salmón o el pavo que me sobraban y a improvisar comidas balanceadas a partir de ello. Mientras tuviera la proteína, verduras frescas, un chalote o una cebolla, y una rica salsa a la mano, no necesitaba preocuparme por preparar una comida creativa en casa. *El juego cambió.*

Muy pronto descubrí que la preparación de comidas ligeras en verdad funciona y es relativamente fácil. Con esto no quiero decir que siempre preparo *toda* la comida de la semana antes de tiempo. Sin embargo, he notado que cultivar el hábito de tener ingredientes básicos a la mano no sólo me permite preparar platillos deliciosos con rapidez, sino que también reduce el estrés y fomenta la creatividad en la cocina. Si dedicas alrededor de una hora durante el fin de semana a comprar y preparar los elementos de tu comida para la semana siguiente, tu yo de la próxima semana te lo agradecerá.

Escuela preparatoria

El objetivo es adelantarte al reto de preparar comida al comprar o preparar lo que puedas con antelación. Gracias a los temas abordados en capítulos anteriores es probable que tengas algunas ideas sobre los artículos que deben figurar en tu lista de compras; aquí aprenderás a colocarlos en un mismo lugar. Dicho esto, lo mejor es pensar en las comidas ensambladas que aparecen a continuación como *ejemplos*, no reglas. Por ejemplo, a mí me encantan el pollo y el salmón, y considero que son fáciles de preparar, por ello verás que se mencionan con frecuencia como posibles opciones de proteína, pero tal vez tú no pienses lo mismo, y eso es de esperarse. Querrás *personalizar* tu plan alimenticio al pensar en tus fuentes de proteína preferidas, y qué salsas, bases de verduras y adiciones divertidas (piensa en nueces, semillas, cebollas, hierbas y especias) te apetecen. No te estreses por los detalles; puedes modificar estas opciones en el camino sin necesidad de volverte loco con la preparación descrita en las siguientes recetas. No obstante, cumplir con lo básico para lograr tu *mise-en-place* —hacer arroz de coliflor, espiralizar el calabacín, preparar una mezcla de col picante, hacer al menos una salsa y comprar pollo orgánico rostizado o pollo crudo para escalfar— hará que la semana siguiente sea más fácil (y saludable) para ti. Si no te apetece cocinar todas las proteínas, existen bastantes opciones de buena calidad en los supermercados como pollo orgánico rostizado, filetes de salmón salvaje horneados, incluso huevos duros. Así que cocina lo que puedas y quieras, compra lo que haga falta y hazte un favor: olvídate de la culpa. Lo más importante es que tengas comida suficiente para toda la semana.

Cuando te preparas con antelación, la decisión de comer sano a lo largo de la semana ya está tomada por ti. Es como tener un guardarropa portátil compuesto de prendas superversátiles y combinables que te encanta usar; sólo que, en este caso, tendrás una selección bien editada de ingredientes básicos que te ayudarán a confeccionar platillos increíbles en poco tiempo. Al darte una ventaja en el proceso de preparación ahorrarás tiempo en vez de estresarte en la cocina; también conservarás tu invaluable (y limitado) autocontrol para cuando en verdad lo necesites. Seamos realistas: no siempre tendrás la opción de planear con antelación; a veces tendrás que improvisar, porque así es la vida real. Y si eres una de esas personas a las que nunca le han gustado las verduras, prepárate para cambiar de opinión. Entre las ensaladas rociadas con ricos aderezos enteros, los fideos de calabacín bañados en salsas espesas y las papas de col de Bruselas he logrado convertir a más de un obstinado detractor, y espero que te les unas.

Todo está en la base

Comencemos por ubicarnos en el mismo lugar donde se origina una candente sesión de caricias: la llamada primera base. En este caso me refiero a aquello que se convertirá en la base para tus menús del almuerzo y de la merienda. Empezamos por aquí porque me he dado cuenta de que a la gente le cuesta más trabajo decidir qué comer o cenar, sobre todo porque, a medida que pasa el día, la fatiga de decidir y el agotamiento de la fuerza de voluntad se apoderan de su mente. (Prometo que después abordaremos el desayuno.) Una vez que has preparado la base, armar tu comida resulta muy fácil, porque la guía para hacerlo es tan simple como esto: **base + salsa/aderezo rico en sabor + proteína de tu elección**. Y *voilà*! Tu comida está lista.

CAMBIO DE EFECTIVO DE CARBOHIDRATOS

Para cada receta he incluido el costo en carbohidratos (ve la página 114 para obtener una explicación). Aquí encontrarás una leyenda que te servirá como guía:

Cada ración cuesta ½ carbohidrato =

Cada ración cuesta 1 carbohidrato =

Cada ración cuesta 2 carbohidratos =

Cada ración tiene un costo ínfimo de carbohidratos =

Cada ración cuesta 0 carbohidratos, ¡es gratis! = 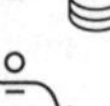

Fideos de calabacín (zoodles)

Como base, los fideos de calabacín (también conocidos como zoodles, zinguini o zucchini espiralizado) son bastante buenos debido a su capacidad de absorber salsas ricas en sabor y a que se preparan en menos de cinco minutos. Para hacer las tiras delgadas de los fideos requerirás un espiralizador, o puedes comprarlos preespiralizados en muchos supermercados. Unos dos calabacines equivalen a una ración (aunque puedes comer todos los que quieras). A mí me gusta saltear las tiras de calabacín en aceite de oliva o ghee con una pizca de sal de mar durante unos dos minutos antes de agregar la salsa; esto permite que los fideos estén extra *al dente*. (Evita sobrecocerlos, ya que el calabacín suelta bastante líquido al calentarse, y no querrás que la pasta quede muy aguada.) Los fideos de alga marina, que también absorben los sabores de las salsas aunque no son tan versátiles, van muy bien con la salsa tahini de ajonjolí y requieren poca o nula preparación, algo que resulta especialmente útil cuando estás apurado. Combina los fideos de calabacín o alga marina con las cuatro salsas que se mencionan a continuación, y de 110 a 170 gramos de proteína de alta calidad como pollo escalfado, pollo rostizado comprado en un supermercado, salmón salvaje, dos huevos u otra proteína de tu elección.

Asimismo, puedes preparar la mezcla de col picante y el arroz de coliflor de antemano y emplearlas como bases durante la semana.

Mezcla de col picante

Alrededor de 10 tazas; para 4 a 6 personas

Debo confesar que descubrí esta receta por accidente. Mientras probaba recetas para mi página de internet en 2016 noté que me sobraba *mucha* mezcla de col. Al principio no sabía qué hacer con el excedente, pero pronto me percaté de que combina con casi cualquier cosa. Por eso creo que la mezcla de verduras crudas es la herramienta definitiva para ensamblar comida, además de que no requiere cocción; lo único que debes hacer es combinarla con una rica salsa, de 110 a 170 gramos de proteína e ingredientes adicionales divertidos como semillas de ajonjolí. Sin lugar a dudas ésta se ha convertido en mi base preferida a la hora del almuerzo. (Nota: me gusta rallar zanahorias y chile serrano juntos en un procesador de alimentos para ser lo más eficiente posible, pero también puedes cortarlos finamente a mano. Si no quieres que pique mucho, deshazte de las costillas y las semillas.)

1 cabeza de col china (u otra) cortada en rodajas de 0.6 centímetros de ancho
2 zanahorias sin pelar, picadas o ralladas
1 chile serrano, picado o rallado

Coloca la col en un tazón grande. Introduce las zanahorias y el chile en un procesador de alimentos, luego agrégalos al tazón. Mezcla los ingredientes bien y guárdalos en un recipiente hermético en el refrigerador; se conservará fresco hasta por cinco días.

Base de arroz de coliflor

Amo el arroz de coliflor y tengo la sospecha de que tú también lo harás una vez que incorpores estas variantes a tu rutina. Como verás, es muy fácil de preparar, aunque algunos supermercados ya venden la coliflor rallada o procesada como arroz, y eso también funciona. Si planeas rallar o procesar la coliflor como arroz en casa, la mezcla se mantendrá fresca hasta por 4 días en un recipiente hermético.

■ Variante 1

Arroz de coliflor estilo bibimbap

Para 2 o 3 personas

¿Aún no te convence el arroz de coliflor? Pues prepárate para convertirte en un adepto. Si piensas agregarle pollo rallado, querrás mezclarlo cuando agregues los cebollines; o también podrías añadirle huevos cocidos y salmón encima.

El "arroz"

- 1 cabeza de coliflor cortada en pequeños floretes o casi ½ kilo de arroz de coliflor comprado en el supermercado
- 3 cucharadas de aceite de oliva extra virgen
- 2 cucharadas de aminos de coco

2 cucharadas de vinagre de arroz integral
5 cebollines (sólo la parte blanca) picados (alrededor de ¼ de taza)
Una pizca de sal de mar

El bibimbap

2 a 3 cucharadas de aceite de ajonjolí caliente
2 a 3 cucharadas de semillas de ajonjolí
½ zanahoria cortada en juliana o en tiras delgadas
½ taza de kimchi

Licúa los floretes de coliflor a máxima velocidad en un procesador de alimentos (botón con la leyenda "Pulse") hasta que los pedazos queden del tamaño del cuscús (el contenido debería alcanzar para alrededor de 2 tazas). Calienta el aceite de oliva en una sartén para saltear hasta que la coliflor adopte un ligero color marrón, de 3 a 5 minutos. Agrega los cebollines y sal al gusto. Separa la mezcla en las porciones que desees y adórnala con aceite de ajonjolí caliente, semillas de ajonjolí, zanahoria y kimchi.

COSTO EN CARBOHIDRATOS:

■ Variante 2

Arroz de coliflor estilo Mexi-Cali

Para 2 o 3 personas

Disfruto mucho esta variante con pollo rallado para el almuerzo y la merienda, pero también la he probado a la hora del desayuno acompañada de huevos, y debo decir que no me decepcionó. Si piensas agregarle pollo rallado, querrás incorporarlo cuando mezcles el jugo de lima, aunque también puedes ponerle huevos cocidos y salmón encima. Cuando llegues a la etapa II, podrás añadir una ración de frijoles negros.

El "arroz"

1 cabeza de coliflor cortada en pequeños floretes o casi ½ kilo de arroz de coliflor comprado en el supermercado
3 cucharadas de aceite de oliva extra virgen
1 taza de col morada picada (alrededor de 114 gramos)
5 cebollines (sólo la parte blanca) picados (alrededor de ¼ de taza)
1½ cucharadas de jugo de lima fresco
Una pizca de sal de mar

El adorno

⅓ de taza de aderezo cremoso de ajo (página 139)
1 aguacate deshuesado, pelado y picado en cubos
¼ de taza de salsa
1 cucharada de pepitas (opcional)

Licúa los floretes de coliflor a máxima velocidad en un procesador de alimentos (botón con la leyenda "Pulse") hasta que los pedazos queden del tamaño del cuscús (el contenido debería alcanzar para alrededor de 2 tazas). Calienta el aceite en una sartén para saltear a fuego alto. Agrega la coliflor, la col morada, los cebollines y el jugo de lima y saltea hasta que la coliflor comience a adoptar un tono ligeramente marrón, de 3 a 5 minutos. Agrega sal al gusto. Separa la mezcla en las porciones que desees y adórnala con el aderezo cremoso de ajo, aguacate, salsa y pepitas.

COSTO EN CARBOHIDRATOS:

■ Variante 3

Arroz de coliflor estilo curry

Para 2 o 3 personas

Esta mezcla de deliciosas especias funciona muy bien como un platillo caliente y reconfortante para las noches frías.

El "arroz"

1 cabeza de coliflor picada en pequeños floretes o casi ½ kilo de arroz de coliflor comprado en el supermercado
2 o 3 cucharadas de ghee
1 taza de chícharos
½ pimiento sin semillas ni nervaduras y picado en tiras delgadas (alrededor de ½ taza)

El adorno

¼ de taza de la salsa "curry a toda prisa" (página 138)
¼ de taza de nueces de la India tostadas

Licúa los floretes de coliflor a máxima velocidad en un procesador de alimentos (botón con la leyenda "Pulse") hasta que los pedazos queden del tamaño del cuscús (el contenido debería alcanzar para alrededor de 2 tazas). Derrite el ghee en una sartén para saltear a fuego alto. Agrega la coliflor y saltéala hasta que adopte un ligero color marrón, de 3 a 5 minutos. Añade los chícharos y los pimientos y saltéalos durante 1 minuto. Separa la mezcla en las porciones que desees y adorna con la salsa de curry y las nueces de la India.

COSTO EN CARBOHIDRATOS: [oOo] (si divides la receta en dos raciones)

■ Variante 4

Base de coliflor versátil

Alrededor de 6 a 8 tortillas de entre 8 y 10 centímetros
o 1 corteza de pizza; para 2 o 3 personas

Como puedes ver, estoy obsesionada con la coliflor. Esta base es la más laboriosa de las cuatro, sin embargo es sumamente versátil, pues funciona muy bien con diferentes ingredientes. De hecho puede utilizarse como masa para pizza, tortillas para tacos o alguna variante de pan para preparar "tostadas" con aguacate. La masa de la pizza de coliflor sabe muy bien con la salsa boloñesa épica de verduras (página 137) o la salsa de pesto sencilla (página 136), cubierta con pollo escalfado y champiñones rústicos tostados (página 164). También estoy obsesionada con las tortillas de coliflor acompañadas de la mezcla de col picante (página 129) y el aderezo cremoso de ajo (página 139) junto con el pollo o el salmón rallado. Si planeas preparar tacos para la etapa I, puedes agregar ⅓ de taza de quinoa para una ración de carbohidratos, y para la etapa II puedes agregar ½ taza de frijoles negros para una ración de carbohidratos.

1 cabeza de coliflor picada en pequeños floretes o casi ½ kilo de arroz de coliflor comprado en el supermercado
2 huevos
Una pizca de sal de mar

Aderezos opcionales

Hojuelas de pimiento rojo y levadura nutricional (para masa de pizza)
Ralladura de ½ lima (para tortillas y pan tostado)

Precalienta el horno a 190 °C y cubre una bandeja para hornear con papel de horno. Licúa los floretes de coliflor en un procesador de alimentos (botón con la leyenda "Pulse") hasta que los pedazos queden del tamaño del cuscús (el contenido debería alcanzar para alrededor de 2 tazas). Vierte el arroz de coliflor en una vaporera y cuécelo sobre agua hirviendo en un sartén con tapa durante 5 minutos, luego deja que se enfríe. Coloca el arroz de coliflor al vapor en un cuadrado de estopilla o en una bolsa de leche de nueces y exprime todo el exceso de líquido posible; de lo contrario, la masa para la pizza o las tortillas quedarán aguadas, así que aprovecha para ejercitar los músculos de tu antebrazo y haz que valga la pena. Transfiere la coliflor escurrida a un tazón y agrega los huevos, la sal y los aderezos opcionales. En la bandeja para hornear esparce la mezcla de manera uniforme hasta formar una masa larga, plana y redonda para la pizza o también puedes formar pequeños pedazos circulares para hacer tortillas o tostadas. Hornea durante 8 a 10 minutos, luego voltéala (con cuidado) y cocina durante otros 7 a 9 minutos hasta que se dore.

COSTO EN CARBOHIDRATOS:

Mis salsas secretas

A veces sólo basta con incorporar una nueva salsa o un nuevo aderezo para elevar el sabor de tus alimentos. Estas recetas son mis armas secretas cuando se trata de comer bien, sobre todo cuando hay poco tiempo, porque pueden convertir alimentos saludables aunque comunes, como las verduras y el pollo escalfado, en platillos ridículamente sabrosos y generosos en cuestión de segundos. Las salsas y los aderezos enteros ricos en sabor son la clave para crear platillos de ensamble que en verdad querrás comer. Lo mejor de todo es que las salsas versátiles que menciono a continuación pueden combinarse con diferentes bases y opciones de proteína, con lo que introducirás variedad a tus comidas.

Salsa tahini

Alrededor de ³⁄₄ de taza; para 3 personas

Esta salsa cremosa es deliciosa y queda muy bien con los fideos de calabacín y alga marina acompañados de pollo cocido o un huevo estrellado. Me encanta espolvorear este platillo con semillas de ajonjolí tostadas y cebollines. Un beneficio adicional es que, si sobra salsa, puedes utilizarla como un increíble dip satay para el pollo.

½ taza de tahini
2 dientes de ajo
1 pieza de 2.5 centímetros de jengibre fresco pelado
2 cucharadas de aminos de coco
1 cucharada de vinagre de arroz integral
1 cucharadita de aceite de ajonjolí caliente

Vierte todos los ingredientes en una licuadora de alta velocidad hasta que la mezcla adopte una textura suave. Almacena en un recipiente hermético en el refrigerador hasta por 1 semana.

COSTO EN CARBOHIDRATOS: 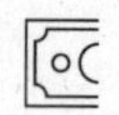

Salsa de pesto sencilla

Alrededor de 1 taza; para 3 o 4 personas

Ésta es una de las salsas más versátiles. Puedes utilizarla prácticamente en cualquier platillo, desde los fideos de calabacín o alga marina (con pollo y jitomate recién picado) hasta la masa para pizza de coliflor (página 134) y los panecillos de frittata al horno (página 151). O también puedes usarla como dip para los crudités.

2 dientes de ajo picados
1 cucharada de tahini
1 taza ligeramente llena de hojas de albahaca fresca
Ralladura y jugo de ½ limón
½ taza de pistaches tostados sin sal
½ taza de aceite de oliva extra virgen
Sal de mar

Licúa el ajo, el tahini, la albahaca, la ralladura y el jugo de limón, los pistaches y el aceite de oliva en una licuadora de alta velocidad hasta que la mezcla adopte una textura suave. Sazona con sal al gusto. Almacena en un recipiente hermético en el refrigerador hasta por 1 semana.

COSTO EN CARBOHIDRATOS:

Salsa boloñesa épica de verduras

Alrededor de 5½ tazas; para 7 personas
(unos ¾ de taza por ración)

Esta receta está inspirada en mi querida amiga Laurel Galluci, fundadora de la pastelería Sweet Laurel Bakery. Parece increíble que esta salsa no contenga lácteos, porque su cremosidad sugiere lo contrario. La preparación es un poco más tardada que la del resto de las salsas, pero te aseguro que vale la pena. Además, con esta receta siempre sobre mucha salsa que puedes congelar para más tarde. Te aconsejo congelarla en las bandejas de silicón para hacer cubitos de hielo, pues son de fácil acceso y se descongelan más rápido. Amo esta salsa boloñesa en los fideos de calabacín con pollo (o cordero de libre pastoreo molido y salteado), aunque también funciona de maravilla con la masa para pizza de coliflor como una generosa salsa de jitomate.

¼ de taza de aceite de oliva extra virgen
1 cebolla picada
3 zanahorias picadas sin pelar
2 puerros largos picados (las partes de color blanco y verde claro)
2 dientes de ajo
2 hongos Portobello picados
2 cucharadas de vinagre de sidra de manzana
1 caja de 26.5 onzas de jitomates triturados
1 cucharadita de sal de mar
½ taza de piñones

En un horno holandés o cualquier otra olla pesada calienta el aceite de oliva a fuego medio-alto. Agrega la cebolla, las zanahorias, los puerros, el ajo y los hongos y saltea durante 15 minutos o hasta que la cebolla comience a caramelizarse. Añade el vinagre y los jitomates y saltea durante 10 minutos, revolviendo la mezcla constantemente. Agrega la sal. Licúa la salsa por partes en una licuadora de alta velocidad hasta que adopte una consistencia de puré y viértela en un recipiente; agrega los piñones a la última parte de la salsa y licúala a alta velocidad hasta suavizarla. Revuelve esta mezcla con la salsa hecha puré que vertiste en el recipiente. Almacena en un recipiente hermético en el refrigerador hasta por 1 semana o congela en una bandeja de cubitos de hielo hasta por 3 meses.

COSTO EN CARBOHIDRATOS:

Curry a toda prisa

Alrededor de ½ taza; para 2 personas

Esta rica y aromática salsa de curry es perfecta para aderezar los fideos de calabacín o de alga marina (con pollo u otra proteína) e incluso sabe mejor cuando se le agrega un puñado de nueces de la India tostadas. También es deliciosa con arroz de coliflor acompañada de chícharos y pimiento en rodajas. A mí me gusta que este platillo sea bastante picante, pero si eso no es lo que buscas, puedes disminuir la cantidad de pasta de curry.

2 cucharadas de ghee
1 diente de ajo picado o rallado
1 cucharada de jengibre fresco rallado
1 cucharada más 1 cucharadita de pasta de curry rojo
1 taza de leche de coco entera
1 cucharada de jugo de lima fresco
1 cucharada de salsa de pescado

Derrite el ghee en una cacerola a fuego medio-bajo. Agrega el ajo, el jengibre y la salsa de curry, y revuelve la mezcla constantemente durante unos 30 segundos. Añade la leche de coco, el jugo de lima y la salsa de pescado y aumenta el fuego de medio a alto para que la salsa comience a hervir. Cocina de 3 a 5 minutos o hasta que comience a despedir olor, revolviendo la mezcla constantemente. Sírvela caliente o almacénala en un contenedor hermético en el refrigerador hasta por 1 semana.

COSTO EN CARBOHIDRATOS: 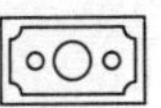

Aderezo cremoso de ajo

Alrededor de ½ taza; para 2 personas

Éste es, sin lugar a dudas, ¡el aderezo más fácil de preparar! Disfruto mucho comer una ensalada hecha con la mezcla de col picante (página 129), este aderezo, pollo escalfado, aguacate rebanado, jitomate rebanado y pepitas. La salsa de ajo Karam's Garlic Sauce (página 85) es mi condimento preferido y uno de mis secretos mejor guardados (¡hasta ahora!), porque sabe exactamente igual que el aderezo Ranch de mi juventud, pero sin lácteos. Es la columna vertebral de muchos de mis aderezos para ensalada y escabeches, y también me encanta como dip para los crudités.

½ taza de la salsa de ajo Karam's Garlic Sauce (página 85)
Jugo de ½ limón

Bate la salsa de ajo y el jugo de limón en una misma mezcla. Ésta se mantendrá en buenas condiciones en un frasco dentro del refrigerador hasta por 1 semana.

COSTO EN CARBOHIDRATOS:

Aderezo para ensalada de pollo china

Alrededor de ½ taza; para 2 personas

Los aderezos tradicionales para la ensalada de pollo china a menudo contienen tanta azúcar que incluso pueden parecer postre. Este aderezo consigue mantener un sabor naturalmente dulce gracias a las nueces de la India y los aminos de coco. Recomiendo acompañar este aderezo acidulado con la mezcla de col picante (página 129), pollo o salmón escalfados, aguacate rebanado, cebollines rebanados y semillas de ajonjolí tostadas para lograr una deliciosa ensalada de otro nivel.

3 cucharadas de aceite de oliva extra virgen
1½ cucharadas de vinagre de arroz integral
1½ cucharadas de aminos de coco
2 cucharadas de mantequilla de nuez de la India sin endulzar
1 cucharadita de aceite de ajonjolí tostado caliente

Bate todos los ingredientes en una sola mezcla. Almacena en un frasco o en una botella dentro del refrigerador hasta por 1 semana.

COSTO EN CARBOHIDRATOS:

Aderezo tailandés picante

Alrededor de ⅓ de taza; para 2 personas

Este aderezo acidulado, salado y picante me encanta con la mezcla de col picante (página 129), pollo o pescado escalfados, nueces de la India tostadas, cebollines rebanados y semillas de ajonjolí tostadas.

Ralladura de ½ lima
¼ de taza de jugo de limón
2 cucharadas de salsa de pescado
1 cucharada de vinagre de arroz integral
1 cucharada de aminos de coco
1 cucharada de aceite de ajonjolí caliente

Bate todos los ingredientes en una sola mezcla. Almacena en un frasco o en una botella dentro del refrigerador hasta por 1 semana.

COSTO EN CARBOHIDRATOS:

Salsa tahini de cúrcuma

Alrededor de ¾ de taza; para 2 a 3 personas

Cuando estudiaba el posgrado en Nueva York descubrí una cafetería súper naturista escondida dentro de una escuela de yoga. El lugar se llama Jivamukti y sirve el tipo de comida naturista que esperarías encontrar en el café de un estudio de yoga, excepto por la salsa tahini de cúrcuma, que es simplemente espectacular. Cuando volví a Los Ángeles me di cuenta de cuánto extrañaba esta salsa, por lo que decidí crear mi propia versión.

½ taza de tahini
¼ de taza de jugo de limón
1 cucharada de agua
1 cucharada de aminos de coco
2 dientes de ajo
1 cucharadita de cúrcuma molida
¼ de cucharadita de sal de mar
¼ de cucharadita de pimentón

Vierte todos los ingredientes en una licuadora de alta velocidad hasta que la mezcla adopte una textura suave. Almacena en un recipiente hermético en el refrigerador hasta por 1 semana.

COSTO EN CARBOHIDRATOS:

Vinagreta de limón y hierbas

Alrededor de 1/3 de taza; para 2 personas

Esta vinagreta es un guiño a una de mis ensaladas favoritas que sirven en el restaurante The Sycamore Kitchen en Los Ángeles. Nunca he conseguido que revelen los ingredientes de su receta, pero ésta es mi versión; no es igual, sin embargo se acerca bastante. Me encanta este aderezo en una ensalada picada tipo italiano (el platillo que siempre ordeno en Sycamore) con col rizada, col, achicoria, pollo, nueces tostadas (la mezcla de nueces picantes de la página 157 funciona muy bien aquí) y jitomates.

Jugo de ½ limón
¼ de taza de aceite de oliva extra virgen
1 cucharada de vinagre de sidra de manzana
1½ chalotes
Hojas de una ramita de romero fresco
Hojas de una ramita de tomillo fresco
Sal de mar y pimienta

Vierte el jugo de limón, el aceite de oliva, el vinagre, los chalotes, el romero y el tomillo en una licuadora de alta velocidad hasta que la mezcla adopte una textura se suave. Sazona con sal y pimienta al gusto. Almacena en un recipiente hermético en el refrigerador hasta por 1 semana.

COSTO EN CARBOHIDRATOS:

Aderezo rústico de sidra de manzana y mostaza

Alrededor de 1/3 de taza; para 2 personas

Este aderezo funciona especialmente bien para una ensalada de otoño con proteína y nueces tostadas. Las nueces pecanas con naranja y romero (página 159) también saben deliciosas con este condimento.

6 cucharadas de aceite de oliva extra virgen
2 cucharadas de vinagre de sidra de manzana
2 cucharaditas de mostaza integral
Hojas de una ramita de romero fresco
Hojas de una ramita de tomillo fresco
2 anchoas en aceite

Vierte todos los ingredientes en una licuadora de alta velocidad hasta que la mezcla adopte una textura suave. Almacena en un recipiente hermético en el refrigerador hasta por 3 días.

COSTO EN CARBOHIDRATOS: 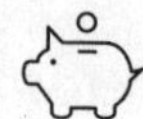

Vinagreta de ajo y vino blanco

Alrededor de ½ taza; para 2 o 3 personas

Esta vinagreta es una de mis consentidas. Sirve para acompañar desde una simple ensalada hasta un filete de salmón. ¡Es increíble!

¼ de taza de aceite de oliva extra virgen
2 cucharadas copeteadas de la salsa cremosa de ajo Majestic Garlic Spread (ve los alimentos esenciales para la alacena)
2 cucharadas de aceite de vino blanco
Una pizca de sal de mar

Bate todos los ingredientes en una misma mezcla. Almacena en un recipiente hermético en el refrigerador hasta por 1 semana.

COSTO EN CARBOHIDRATOS:

VARIACIÓN SOBRE UN CLÁSICO

Pollo escalfado

Para 4 personas

Una vez cocido, este pollo tierno puede desmenuzarse para hacer tacos, saltearse con fideos de calabacín, utilizarse en un tazón de arroz de coliflor o sofrito, o agregarse a una ensalada bien aderezada. Aprendí esta técnica clásica de mi amada maestra de cocina Pamela Salzman y la hago casi cada domingo. (Nota: el ajo fresco y la cebolla picada también funcionan para esta receta, pero ésta es la versión práctica que preparo en casa.)

4 piernas o pechugas de pollo con hueso y piel
¼ de taza de sal kosher (para darle sabor al agua)
Ajo en polvo
Cebolla en polvo

Coloca el pollo en una olla junto con la sal, un par de pizcas de ajo y cebolla en polvo (ve la nota que se encuentra más arriba), y suficiente agua para cubrir 2.5 centímetros. Pon el agua a fuego alto para que hierva, luego cúbrela y hiérvela a fuego lento durante unos 25 minutos o hasta que el pollo quede bien cocido. (Eso significa que un termómetro de carne registrará una temperatura interna de 74 °C y el jugo que despedirá será transparente.) Deja que el pollo se enfríe en el líquido del escalfado por unos 25 minutos. Me fascina la piel tostada de pollo, sin embargo no me encanta la textura de la piel del pollo escalfado, por lo que se la quito (pero ésa es decisión tuya). Desmenuza o corta la carne del pollo del hueso y mantenla en un recipiente hermético en el refrigerador hasta por 1 semana. (Quizá quieras guardar el líquido del escalfado en un contenedor hermético en el refrigerador para utilizarlo como caldo durante los siguientes días.)

Ahora que tienes todos los bloques de construcción necesarios para armar platillos realmente satisfactorios a lo largo de la semana es momento de pensar en cómo unir las piezas. Podría explicarlo en un párrafo (o dos o tres), detallando cada paso, pero quizá eso lo haga parecer más complicado de lo necesario. Éste es un contexto en el que un apoyo visual vale más que un texto, porque la fórmula es súper sencilla. Así que esto es de lo que se trata:

Cómo armar un tazón de fideos de calabacín

Elige tu:

1 Base	2 Proteína	3 Salsa / Aderezo	+ Lo divertido
Fideos de calabacín	110 a 170 gramos de pollo escalfado o rostizado	Salsa tahini (página 136)	UNA DOSIS DE CALOR Aceite de ajonjolí caliente, chile, jengibre fresco
Fideos de alga marina	110 a 170 gramos de pavo, cordero o bisonte cocidos	Salsa de pesto sencilla (página 136)	NUECES TOSTADAS + SEMILLAS Semillas de ajonjolí tostadas, nueces de la India, piñones
	110 a 170 gramos de salmón o bacalao cocidos	Salsa boloñesa épica de verduras (página 137)	FAMILIA DE CEBOLLAS Cebollines, ajo, chalotes, cebolletas en rodajas finas
	2 huevos	Curry a toda prisa (página 138)	HIERBAS FRESCAS Romero, tomillo, menta, albahaca

Cómo armar una ensalada con la mezcla de col picante

Elige tu:

1 Base	2 Proteína	3 Salsa / Aderezo	+ Lo divertido
Mezcla de col picante (página 129)	110 a 170 gramos de pollo escalfado o rostizado	Aderezo cremoso de ajo (página 139)	UNA DOSIS DE CALOR Jengibre, pimienta de cayena, pimentón, comino, chiles rebanados
	110 a 170 gramos de pavo, cordero o bisonte cocidos	Aderezo para ensalada de pollo china (página 140)	NUECES TOSTADAS + SEMILLAS Semillas de ajonjolí tostadas, nueces de la India
	110 a 170 gramos de salmón o bacalao cocidos	Aderezo tailandés picante (página 141)	FAMILIA DE CEBOLLAS Cebollines, ajo, chalotes, cebolletas en rodajas finas
	2 huevos		HIERBAS FRESCAS Cilantro, menta, albahaca
			ÁCIDO Chucrut, kimchi

1 Base	2 Proteína	3 Salsa / Aderezo	+ Lo divertido
			CREMOSO Aguacate
			UMAMI Aminos de coco, nori, furikake

Cómo armar un tazón de arroz de coliflor

Elige tu:

1 Base	2 Proteína	3 Salsa / Aderezo	+ Lo divertido
Arroz de coliflor (página 130)	Estilo Mexi-Cali: 110 a 170 gramos de pollo escalfado o rostizado	Aderezo cremoso de ajo (página 139)	UNA DOSIS DE CALOR Jengibre, pimienta de cayena, pimentón, comino, chiles rebanados, salsa
	Estilo bibimbap: 110 a 170 gramos de pavo, cordero o bisonte cocidos	Aminos de coco + vinagre de arroz + aceite de ajonjolí caliente	NUECES TOSTADAS + SEMILLAS Pepitas, semillas de ajonjolí tostadas, nueces de la India
	110 a 170 gramos de salmón o bacalao cocidos	Curry a toda prisa (página 138)	FAMILIA DE CEBOLLAS Cebollines, ajo, chalote, cebolletas

1 Base	2 Proteína	3 Salsa / Aderezo	+ Lo divertido
	2 huevos		HIERBAS FRESCAS Cilantro, menta, albahaca
			ÁCIDO Chucrut, kimchi
			CREMOSO Aguacate
			UMAMI Aminos de coco, nori, furikake

Cómo armar tu propia mezcla de alimentos sobre la masa de coliflor

Elige tu:

1 Base	2 Proteína	3 Salsa / Aderezo	+ Lo divertido
Masa de coliflor (página 134)	**Pizza** 110 a 170 gramos de pollo escalfado o rostizado	Salsa de pesto sencilla (página 136) o salsa boloñesa épica de verduras (página 137)	UNA DOSIS DE CALOR Hojuelas de pimiento rojo, pimienta de cayena, pimentón, comino, chiles rebanados, salsa

1 Base	2 Proteína	3 Salsa / Aderezo	+ Lo divertido
	Tacos 110 a 170 gramos de pavo, cordero o bisonte cocidos	Aderezo cremoso de ajo (página 139)	NUECES TOSTADAS + SEMILLAS Piñones tostados, semillas de cáñamo, pepitas
	110 a 170 gramos de salmón o bacalao cocidos		FAMILIA DE CEBOLLAS Cebolla, ajo, chalote, puerro en rebanadas finas
	2 huevos		HIERBAS FRESCAS Albahaca, jitomates deshidratados, cilantro
			ÁCIDO Lima, chucrut, kimchi
			CREMOSO Aguacate

Cómo ser más creativo

Ésta es la cuestión. Ahora que has visto cómo armar deliciosos platillos a partir de distintos tipos de alimentos, no es necesario apegarse a las distintas combinaciones que he compartido en este capítulo. De hecho te invito a que experimentes un poco con las opciones que he mencionado antes como arroz de coliflor, fideos de calabacín y verduras asadas, y que les agregues tu toque personal. Lo mismo aplica para tus fuentes de proteína. Si eres pescetariano, tendrás que olvidarte del pollo y experimentar con diferentes tipos de pescado y mariscos. Estos menús son sólo una referencia, un punto de partida para que después los complementes o modifiques con base en tus platillos favoritos, tus gustos y tus preferencias personales.

■ Escuela preparatoria: desayuno

Todas estas opciones de platillos para el desayuno pueden prepararse con algo de anticipación, así que requerirán de poco o ningún esfuerzo por la mañana.

Panecillos de frittata al horno

Alrededor de 12 panecillos de huevo; para 4 personas

Algo que comparten mis clientas que son madres es que, por lo general, tienen muy poco tiempo, sobre todo durante la mañana, por eso creé esta receta para ellas (aunque cualquiera puede hacerla), pues contiene mucha proteína y puede prepararse con anticipación. Salir de la casa es suficientemente complicado, así que quería ofrecerles algo que en verdad pudieran preparar antes de tiempo, pero que a la vez fuera delicioso y versátil. Estos panecillos de frittata pueden acompañarse con algunas de las recetas que aparecen en este capítulo, desde la salsa de pesto sencilla (página 136) hasta los champiñones rústicos tostados (página 164) y las papas de col de Bruselas (página 160).

12 huevos
Sal de mar y pimienta
¼ de taza de aceite de oliva extra virgen
3 hongos Portobello picados

1 puerro picado (sólo las partes de color blanco y verde claro)
1 cebolla blanca picada

Precalienta el horno a 218 °C y engrasa un molde de silicón para 12 panecillos con aceite de oliva o de aguacate. En un tazón grande bate los huevos y sazona con sal y pimienta. En una sartén calienta el aceite a fuego medio-alto. Agrega los hongos, el puerro y la cebolla y cuece la mezcla, revolviendo con frecuencia hasta que las verduras suelten todo el líquido posible y adopten un color ligeramente marrón, entre 9 y 11 minutos. Transfiere la mezcla de hongos a los huevos e incorpora bien. Distribuye de manera uniforme en los moldes para los panecillos. Hornea durante 15 a 18 minutos o hasta que, tras picar la mezcla con un palillo, éste salga limpio. (Nota: recomiendo colocar el molde para los panecillos en una bandeja de hornear, con el fin de facilitar su traslado y evitar derrames.) Almacena en un recipiente hermético en el refrigerador hasta por 4 días.

COSTO EN CARBOHIDRATOS:

Barritas de frambuesa

Alrededor de 6 barras; para 6 personas

En un inicio hice una variante de estas barritas, que consistía en un postre de capas, para mi página de internet y terminé por comerme las tiras sobrantes durante el desayuno del día siguiente. Por desgracia las tiras eran demasiado pequeñas para considerarse una verdadera comida y una barra completa era demasiado dulce para el desayuno, así que reajusté la receta y reduje los carbohidratos de forma considerable para que esto funcionara más allá de un desayuno reservado para ocasiones especiales. Casi no podía creerlo, esta versión era igualmente buena. (Nota: la cáscara de psyllium es una gran fuente de fibra sin sabor que actúa como un agente espesante para unir la mezcla de frambuesa. Puedes encontrarla en casi cualquier tienda naturista o en línea. No es esencial, sobre todo en lo que respecta al sabor, pero ayuda a que la capa de frambuesa se mantenga unida.)

La masa

1 taza de harina de almendra o avellana
½ taza de aceite de coco derretido
¼ de taza de miel de maple
1 cucharadita de extracto de vainilla
Una pizca de sal de mar

El relleno

4 tazas de frambuesas frescas
2 cucharadas de cáscara de psyllium
Ralladura y jugo de ½ limón, más ralladura para decorar

Precalienta el horno a 177 °C. Cubre una bandeja para hornear de poca profundidad con papel de horno (la bandeja que yo utilizo mide 20 × 25 centímetros y tiene 5 cm de profundidad). Agrega la harina de nuez, el aceite de coco, la miel de maple, el extracto de vainilla y la sal a un procesador de alimentos o licuadora de alta velocidad y bátelos (utilizando el botón "Pulse") hasta obtener una masa espesa. Distribuye la mezcla de manera uniforme en el sartén preparado. Incorpora los ingredientes del relleno en un procesador de alimentos o una licuadora de alta velocidad y pulsa o bate la mezcla hasta que adopte una consistencia cremosa. Vierte el relleno sobre la masa y alísala con una espátula. Hornea durante 25 minutos. Retira la bandeja del horno, déjala enfriarse, luego enfría en el refrigerador hasta que se vuelva firme, durante unos 30 minutos. Adorna con ralladura extra de limón y corta en 6 barritas. Almacena en un recipiente hermético en el refrigerador hasta por 1 semana.

COSTO EN CARBOHIDRATOS:

Smoothie supersimple

Para 1 persona

Éste es mi desayuno preferido cuando tengo muchas cosas que hacer por la mañana, porque se prepara rápido y sabe un poco como a masa de galletas. Me gusta agregarle dos cucharadas de proteína de colágeno en polvo sabor vainilla sin endulzar; también podrías agregarle semillas de cáñamo o espirulina si quieres una dosis extra de proteína. (Nota: para congelar la leche de coco utilizo una charola de silicón para cubitos de hielo.)

½ taza de leche de coco entera y congelada (ve la nota previa)
½ taza de agua
1 dátil medjool deshuesado
¼ de cucharadita de matcha
Una pizca de sal de mar

Combina todos los ingredientes en una licuadora de alta velocidad y tritúralos hasta que la mezcla adopte una consistencia suave.

COSTO EN CARBOHIDRATOS: 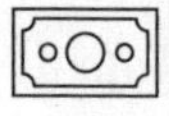 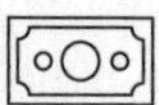

Budín de chía

Para 1 persona

Es delicioso, tiene pocos carbohidratos, y ¿qué puede ser mejor que preparar el desayuno mientras duermes?

1 taza de leche de coco entera
¼ de taza de semillas de chía

1 cucharada de mantequilla de almendra sin endulzar
1 cucharadita de miel de maple
½ cucharadita de extracto de vainilla
Una pizca de canela molida
Una pizca de sal de mar

Combina todos los ingredientes en un tazón o frasco y revuélvelos bien, asegurándote de que la mantequilla de almendra y las semillas de chía estén distribuidas de manera uniforme. Cubre la mezcla y refrigérala toda la noche. Este budín se conservará en buen estado hasta por 3 días si está cubierto en el refrigerador.

COSTO EN CARBOHIDRATOS: 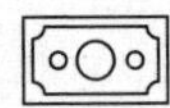

Panqueques de "suero de leche"

Alrededor de 8 a 10 panqueques de 10 cm;
para 3 personas

De acuerdo, lo admito, ésta no es una receta que pueda prepararse de antemano, pero estos panqueques son realmente deliciosos, satisfactorios e ideales para una acogedora y perezosa mañana de domingo.

1 huevo grande
¾ de taza de leche de coco
1 cucharada de jugo de limón
2 cucharadas de aceite de coco o ghee derretidos, más un extra para la sartén
¼ de taza de agua
1½ tazas de harina de almendra o avellana
½ taza de almidón de tapioca
½ cucharadita de polvo para hornear

½ cucharadita de bicarbonato de sodio
½ cucharadita de sal de mar

Bate el huevo, la leche de coco, el jugo de limón, el aceite o ghee y el agua en una misma mezcla. Revuelve todos los ingredientes secos en un tazón con un batidor. Incorpora los ingredientes húmedos, agregando agua si la masa se ve demasiado seca. Calienta una sartén a fuego medio-alto y engrásalo con aceite de coco o ghee. Sirve con un cucharón el número de panqueques que quepan sin encimarse (Nota: antes de verter la masa sobre la sartén me gusta servirla con un cucharón en una taza medidora de ¼ de litro y llenar ¾ de la misma.) Cocina los panqueques durante unos 2 minutos o hasta que se comiencen a formar burbujas en la superficie. Voltéalos y cocina el lado opuesto durante 1 minuto o hasta que adopten un color entre dorado y marrón. Repite el proceso hasta que se termine la masa. Antes de servir los panqueques puedes agregarles ghee o mantequilla de nuez y canela.

COSTO EN CARBOHIDRATOS: [billete] [billete] por cada tres panqueques

Colaciones versátiles preparadas con antelación

A veces los tentempiés tienen mala reputación y eso es porque comer entre comidas cuando la fuerza de voluntad se agota a menudo resulta en un consumo excesivo de alimentos dulces o almidones salados. Sin embargo, las colaciones se han ganado un lugar bien merecido en los planes de alimentación saludable, porque en verdad pueden ayudarte a controlar tu apetito, conservar tu energía y prevenir arrebatos de *irhambre*. Así que olvídate de cualquier remanente de culpa que sientas por los tentempiés y comprométete de antemano a tener estas deliciosas colaciones disponibles.

Nueces mixtas picantes

Alrededor de 1 taza; para 4 personas

Para ser honesta, una simple nuez cruda sin sal no me provoca nada. Pero, ¿una nuez picante tostada? ¡Ésa sí que se me antoja! Estas sabrosas nueces mixtas funcionan de maravilla como botana y acompañan muy bien el arroz de coliflor al estilo Mexi-Cali (página 131). Puedes utilizar distintos tipos de nueces u optar por elegir una de tus nueces favoritas en vez de una combinación de varias.

1/3 de taza de nueces pecanas crudas
1/3 de taza de nueces crudas
1/3 de taza de pepitas crudas
1 cucharada de aceite de oliva extra virgen
1 cucharadita de ajo en polvo
1 cucharadita de cebolla en polvo
½ cucharadita de pimentón, más un poco extra para decorar
¼ de cucharadita de pimienta de cayena
¼ de cucharadita de sal de mar

Precalienta el horno a 177 °C y envuelve una bandeja para hornear con papel de horno. Mezcla las nueces con aceite de oliva y especias en la bandeja para hornear preparada. Tuesta durante 12 a 15 minutos hasta que se doren, volteándolas una sola vez. Para rematar, puedes espolvorearlas con pimentón al gusto. Las nueces se mantendrán frescas en un recipiente hermético en el refrigerador durante 1 semana.

COSTO EN CARBOHIDRATOS

Nueces de la India con miel de maple y semillas de ajonjolí

Alrededor de 1 taza; para 4 personas

Cuando tengo antojo de una colación que sea dulce y salada al mismo tiempo opto por estas nueces de la India. Tienen un sabor parecido al pasteli, un dulce pequeño y delgado originario de Medio Oriente, elaborado con semillas de ajonjolí, con el que estaba obsesionada cuando era niña.

1 taza de nueces de la India crudas
2 cucharadas de aminos de coco
1 cucharada de aceite de coco derretido
2 cucharaditas de miel de maple
1 cucharadita de azúcar de coco
½ cucharadita de extracto de vainilla
¼ de cucharadita de sal de mar
1 cucharada de coco rallado sin endulzar
1 cucharada de semillas de ajonjolí

Precalienta el horno a 177 °C y envuelve una bandeja para hornear con papel de horno. Mezcla las nueces con los aminos de coco, el aceite de coco, la miel de maple, el azúcar de coco, el extracto de vainilla y la sal en la bandeja para hornear preparada. Remata con la ralladura de coco y las semillas de ajonjolí. Tuesta durante 12 a 15 minutos o hasta que se doren, volteándolas una sola vez. Las nueces se mantendrán frescas en un recipiente hermético en el refrigerador durante 1 semana.

COSTO EN CARBOHIDRATOS: [billete] por cada ración de ¼ de taza

Nueces pecanas con naranja y romero

Alrededor de 1 taza; para 4 personas

Estas nueces pecanas me saben a otoño: son cálidas, ricas y sabrosas. Funcionan muy bien como ingredientes para una ensalada, sobre todo acompañadas del aderezo rústico de sidra de manzana y mostaza de la página 143.

- 1 taza de nueces pecanas crudas
- Jugo de 1 naranja pequeña (me encantan las naranjas rojas, pero funciona con cualquiera)
- 1 cucharada de aceite de coco derretido
- Hojas de 2 ramitas de romero fresco
- Hojas de 2 ramitas de tomillo fresco
- ½ cucharadita de comino molido
- ¼ de cucharadita de sal de mar
- Ralladura de 1 naranja pequeña, más un poco extra para decorar

Precalienta el horno a 177 °C y envuelve una bandeja para hornear con papel de horno. Mezcla las nueces pecanas con el jugo de naranja, el aceite de coco, el romero, el tomillo, el comino y la sal en la bandeja para hornear preparada. Tuesta durante 12 a 15 minutos o hasta que se doren, volteándolas una sola vez. Remata con un poco de ralladura de naranja al gusto. Las nueces se mantendrán frescas en un recipiente hermético en el refrigerador durante 1 semana.

COSTO EN CARBOHIDRATOS: [0C]

Papas de col de Bruselas

Alrededor de 1 taza; para 2 personas

Además de conservar el sabor salado y la sensación crujiente de una papa tradicional, las papas de col de Bruselas tienen la ventaja de ser bajas en carbohidratos. Esta receta requiere de 227 gramos de col de Bruselas, pero sólo utilizarás las hojas *externas*, porque se ponen más crujientes que las internas. No te preocupes por desperdiciar las hojas internas: funcionan muy bien salteadas en omelets, en los panecillos de frittata al horno (página 151) o para rematar un tazón de arroz de coliflor.

Hojas externas de 227 gramos de col de Bruselas (unos 12 brotes), alrededor de 2 tazas
3 a 4 cucharadas de aceite de oliva extra virgen
Una pizca de sal de mar
1 cucharadita de ajo en polvo
1 cucharadita de cebolla en polvo

Precalienta el horno a 177 °C y envuelve una bandeja para hornear con papel de horno. Mezcla las hojas con el aceite de oliva y las especias en la bandeja para hornear preparada. Tuesta durante 15 minutos o hasta que se doren, volteándolas una sola vez. Retira del horno y deja que las papas se enfríen por completo en la bandeja para hornear. Puedes guardarlas en un recipiente hermético en un lugar fresco y seco hasta por 3 días.

COSTO EN CARBOHIDRATOS:

Bocaditos energéticos de chocolate y naranja

Alrededor de 10 bocaditos pequeños; para 5 personas

Los bocaditos energéticos son una gran opción para cuando buscas un alimento con mucho sabor que además sea fácil de transportar. Esta versión posee un sabor similar al de una trufa de chocolate y naranja, pero no es tan dulce. *No se diga más.*

½ taza de nueces pecanas crudas
6 dátiles medjool deshuesados
2½ cucharadas de cacao crudo en polvo sin endulzar
Ralladura de ½ naranja
⅛ de cucharadita de sal de mar

Combina todos los ingredientes en una licuadora de alta velocidad o un procesador de alimentos y licúa hasta que la mezcla adopte una textura suave. Utiliza las manos para formar 10 bolitas (de alrededor de 2.5 cm de diámetro) a partir de la mezcla. Refrigera hasta que se endurezcan, aproximadamente unos 30 minutos. Sírvelas frías. Las bolitas se conservarán frescas en un recipiente hermético en el refrigerador hasta por 1 semana.

COSTO EN CARBOHIDRATOS: [billete] por barrita

Bocaditos de limón y semillas de amapola

Alrededor de 10 bocaditos pequeños;
para 5 personas

Estos pequeños tentempiés saben a masa de galletas de limón y semillas de amapola: dulces, ácidos y frescos. Aunque, a diferencia de la masa para galletas, son muy saludables. Incluso pueden funcionar como desayuno cuando tienes poco tiempo.

½ taza de nueces
6 dátiles medjool deshuesados
2 cucharaditas de semillas de amapola
1 cucharadita de ralladura de limón
Jugo de ½ limón
1 cucharadita de extracto de vainilla
⅛ de cucharadita de sal de mar

Combina todos los ingredientes en una licuadora de alta velocidad o un procesador de alimentos y licúa hasta que la mezcla adopte una textura suave. Utiliza las manos para formar 10 bolitas (cada una de unos 2.5 cm de diámetro) a partir de la mezcla y refrigera hasta que se endurezcan, aproximadamente unos 30 minutos. Sírvelas frías. Las bolitas se conservarán frescas en un recipiente hermético en el refrigerador hasta por 1 semana.

COSTO EN CARBOHIDRATOS: [billete] por barrita

Condimentos que amarás

Nunca subestimes el poder de un sabroso dip o un delicioso condimento para transformar casi cualquier alimento, desde verduras crudas hasta proteínas y tazones preparados de forma muy sencilla.

Dip de aguacate picante

Alrededor de 3/4 de taza; para 3 a 4 personas

Una versión fresca y con sabor a nuez del guacamole es este dip, perfecto para comer con crudités como zanahorias rebanadas, pepino y pimiento. También sería una locura (en el buen sentido de la palabra) agregarlo a un taco hecho con tortilla de coliflor.

½ aguacate deshuesado y pelado
¼ de taza de aceite de oliva extra virgen
1 hoja de col rizada lacinato (dinosaurio)
1 diente de ajo
1 chalote
¼ de taza de pistaches tostados a la sal
½ chile serrano
Jugo de 1 lima
Comino molido

Tritura todos los ingredientes hasta la lima en una licuadora de alta velocidad y espera a que la mezcla adopte una consistencia suave, luego sirve espolvoreada con comino al gusto. Sirve en ese momento o almacena en un recipiente hermético en el refrigerador hasta por 3 días.

COSTO EN CARBOHIDRATOS:

Tapenade de aceitunas mixtas

Alrededor de 1/3 de taza; para 2 a 3 personas

Aunque hoy en día puedes conseguir tapenade de aceitunas en casi cualquier supermercado, te aseguro que cualquiera de esas versiones no se comparará con la receta fresca y vibrante que presento a continuación, la cual puede utilizarse como dip para crudités, como condimento para envueltos o como salsa para aderezar pescados y verduras.

- 1/3 de taza de aceitunas mixtas deshuesadas
- 1 anchoa en aceite rebanada
- 1 diente de ajo picado
- 2 cucharadas de aceite de oliva extra virgen
- ½ cucharadita de mostaza de Dijon
- 1 cucharada de piñones

Tritura todos los ingredientes en una licuadora de alta velocidad hasta que la mezcla adopte una textura suave. Almacena en un recipiente hermético en el refrigerador hasta por 2 semanas.

COSTO EN CARBOHIDRATOS:

Guarniciones

Estas guarniciones pueden prepararse de antemano y comerse solas como colaciones o acompañarse con proteína como parte del almuerzo o la merienda.

Champiñones rústicos tostados

Para 2 a 3 personas

Aunque son deliciosos por sí solos, también pueden mezclarse en una frittata o utilizarse como ingredientes para la masa de pizza de coliflor (página 134).

2 hongos Portobello, sin tallos ni branquias, picados en rebanadas de 1.3 cm
1 puerro rebanado (sólo las partes de color blanco y verde claro)
¼ de taza de aceite de oliva
Hojas de una ramita de romero fresco
Hojas de una ramita de tomillo fresco
Una pizca de sal de mar

Precalienta el horno a 204 °C y envuelve una bandeja para hornear con papel de horno. Mezcla los hongos y las rebanadas de puerro con el aceite de oliva, el romero, el tomillo y la sal en la bandeja para hornear preparada. Tuesta durante 15 a 20 minutos, volteando la mezcla una sola vez. Sirve caliente o guarda para agregarla a una frittata. Almacena en un recipiente hermético en el refrigerador hasta por 1 semana.

COSTO EN CARBOHIDRATOS:

Coles de Bruselas tostadas con ajonjolí y jengibre

Para 3 a 4 personas

Estas deliciosas coles de Bruselas con sabor a jengibre son una guarnición perfecta para casi cualquier fuente de proteína o pueden picarse y agregarse a una frittata.

450 gramos de coles de Bruselas recortadas y partidas a la mitad
2 cucharadas de aceite de oliva extra virgen
2 cucharadas de aminos de coco
1 diente de ajo picado
1 pieza de jengibre de 2.5 cm pelado y rallado (alrededor de 1 cucharadita)
Una pizca de sal de mar

Una pizca de hojuelas de pimiento rojo
1 cucharada de semillas de ajonjolí tostadas
Un chorrito de aceite de ajonjolí tostado caliente

Precalienta el horno a 200 °C y envuelve una bandeja para hornear con papel de horno. Mezcla las coles de Bruselas, el aceite de oliva, los aminos de coco, el ajo, el jengibre, la sal y las hojuelas de pimiento rojo en un tazón. Coloca las coles en la bandeja para hornear preparada y vierte el resto de la mezcla de aceite sobre ella. Tuesta durante 15 a 20 minutos, volteándola una sola vez o hasta que se dore. Adereza con semillas de ajonjolí y aceite de ajonjolí tostado caliente.

COSTO EN CARBOHIDRATOS:

Espárragos con ajonjolí a la parrilla

Para 3 a 4 personas

Este platillo es sumamente sencillo, pero ¡muy bueno! Funciona de maravilla como guarnición o como colación; además puedes agregar las sobras a los panecillos de frittata al horno (página 151).

450 gramos de espárragos con las puntas recortadas
3 cucharadas de aceite de oliva extra virgen
1 cucharada de aceite de arroz integral
1 cucharada de aminos de coco
1 cucharada de semillas de ajonjolí tostadas
Aceite de ajonjolí caliente
Sal de mar y pimienta

Precalienta el horno para asar y envuelve una bandeja para hornear con papel de horno. En un tazón combina los espárragos, el aceite de oliva, el vinagre y los aminos de coco; voltea la mezcla para cubrirla de manera uniforme. Coloca los espárragos en la bandeja para hornear con el fin de que los tallos estén espaciados de manera uniforme y no se toquen; vierte el resto de la mezcla de aceite sobre los espárragos. Asa durante 15 minutos, volteándolos una sola vez a la mitad del proceso. Sírvelos calientes y remata con las semillas de ajonjolí, el aceite de ajonjolí caliente, la sal y la pimienta al gusto.

COSTO EN CARBOHIDRATOS:

Palomitas de coliflor

Para 3 a 4 personas

Algo increíble sucede cuando tuestas floretes de coliflor con las mezclas adecuadas de sabores. No sé muy bien por qué, pero los floretes comienzan a adoptar un sabor parecido al de las palomitas de maíz. Esta receta también funciona muy bien con cúrcuma para intensificar tanto el sabor como sus propiedades antioxidantes.

1 cabeza de coliflor cortada en pequeños floretes
¼ de taza de aceite de oliva extra virgen
¼ de taza de vinagre de sidra de manzana
½ cucharadita de ajo en polvo
½ cucharadita de cebolla en polvo
Una pizca de comino molido
Una pizca de sal de mar

Precalienta el horno a 220 °C y envuelve una bandeja para hornear con papel de horno. En un tazón combina la coliflor, el aceite de oliva, el vinagre, las especias y la sal, y mezcla todo para cubrir de manera uniforme. Coloca los floretes en la bandeja para hornear preparada de modo que estén espaciados de manera uniforme y no se toquen; vierte el resto de la mezcla de aceite sobre los floretes. Tuesta durante 25 minutos, voltea los floretes una sola vez o hasta que se doren. ¡Disfruta!

COSTO EN CARBOHIDRATOS:

Papas rizadas de camote

Para 2 personas

Desde que descubrí que podía usar mi espiralizador para hacer papas rizadas la vida no ha sido la misma. Estas papas no sólo son adorables, sino que además el proceso de espiralización reduce el tiempo de horneado a más de la mitad, algo que resulta invaluable cuando tienes poco tiempo. (Para una máxima eficiencia utilizo un accesorio de espiralización que funciona muy bien con mi batidora de pedestal.)

1 camote con cáscara espiralizado en el ajuste más grueso
2 cucharadas de aceite de oliva extra virgen
3 cucharadas de vinagre de sidra de manzana
½ cucharadita de ajo en polvo
½ cucharadita de cebolla en polvo
Una pizca de comino molido
Una pizca de sal de mar

Precalienta el horno a 200 °C y envuelve una bandeja para hornear con papel de horno. En un tazón combina el camote, el aceite de oliva, el vinagre, el ajo en polvo, la cebolla en polvo, el comino y la sal de mar, y mezcla para cubrir de manera uniforme. Coloca en una sola capa sobre la bandeja para hornear, procurando no poner demasiadas papas para no encimarlas, y vierte el resto de la mezcla de aceite sobre ellas. Tuesta las papas durante 20 minutos, volteándolas una sola vez a la mitad del proceso o hasta que adopten la textura crujiente deseada. (Si no tienes un espiralizador y cortaste las papas a mano, entonces necesitarás tostarlas durante más tiempo, aproximadamente unos 40 minutos.)

COSTO EN CARBOHIDRATOS: [oOo] por cada ½ camote

Dulces no tan dulces

Jarabe sencillo de chocolate

Para 2 personas

Cuando sientas un fuerte antojo de chocolate siempre es bueno tener el de mejor calidad a la mano. Me encanta rociar este jarabe sobre nueces tostadas y frambuesas frescas.

60 gramos de chocolate (100% cacao) para hornear sin endulzar
1 cucharada de miel de maple
Una pizca de sal de mar

En un hervidor doble o un recipiente resistente al calor puesto sobre una olla con agua hirviendo a fuego lento derrite el chocolate y la miel de maple al mismo tiempo. Revuelve hasta que la mezcla adopte una textura totalmente suave. Sazona con sal de mar al gusto. Retira del fuego y rocía sobre la comida o sumerge tus alimentos en el jarabe, como desees.

COSTO EN CARBOHIDRATOS: [oOo] también asegúrate de considerar el costo en carbohidratos de los alimentos sobre los cuales rocías este jarabe (como la fruta).

Budín de chocoaguacate de Andie y Eva

Para 4 personas

Mi amiga de la infancia, Andie Yamagami, es dueña del restaurante As Quoted, considerado la meca de la comida saludable en San Francisco. Tuve la gran suerte de contar con su colaboración para este libro, que consistió en crear esta deliciosa y sencilla receta, y no me decepcionó. Un dato curioso: Andie tuvo a su segunda hija, la pequeña Eva, poco después de enviarme esta receta (qué *valiente*, ¿no?), de ahí el nombre. Puedes agregarle coco rallado sin endulzar o nueces tostadas para crear un efecto de técnica mixta.

2 aguacates maduros deshuesados, pelados y cortados en pedazos
½ taza de leche de nueces sin endulzar, como almendra, nuez de la India o cáñamo
¼ de taza de cacao crudo en polvo sin endulzar
⅓ de taza de miel de maple
½ cucharadita de extracto de vainilla
Una pizca de sal de mar

Combina todos los ingredientes en una licuadora de alta velocidad o un procesador de alimentos y mezcla hasta que adopten una textura suave. Separa en 4 contenedores y refrigera por al menos 2 horas. Almacena en un recipiente hermético en el refrigerador hasta por 3 días.

COSTO EN CARBOHIDRATOS: 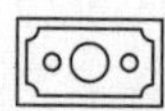

Leche de nuez de la India

Alrededor de 2½ tazas

Preparar leche de cualquier nuez suena como algo que requiere de mucha producción, pero en realidad está lejos de serlo. Yo hago esta receta cada vez que puedo, porque noto que, a diferencia de la mayoría de las leches de nueces que se ofrecen en los supermercados, ésta es mucho más cremosa, casi como la leche entera de vaca. Además, casi todas las leches alternativas que se venden en los supermercados contienen estabilizadores y gomas que prefiero evitar. La vainilla agrega el toque justo de azúcar sin realmente contener.

1 taza de nueces de la India crudas
2 tazas de agua filtrada
¼ de cucharadita de extracto de vainilla
Una pizca de sal de mar
¼ de cucharadita de canela molida

Coloca las nueces en un tazón y agrega agua fría para cubrir unos 2.5 cm. Remójalas toda la noche o por al menos 8 horas en el estante de la cocina. Enjuaga las nueces y escúrrelas bien. Transfiere las nueces enjuagadas a una licuadora de alta velocidad y añade el agua filtrada. Licúa hasta que las nueces estén finamente molidas. Exprime la mezcla a través de una bolsa de leche de nueces o un cuadrado de estopilla a un tazón o jarra, deshaciéndote de cualquier parte sólida. Mezcla el extracto de vainilla, la sal y la canela. Bebe de inmediato o cubre y almacena en el refrigerador hasta por 3 días.

COSTO EN CARBOHIDRATOS:

El rompecabezas resuelto

Si te sientes un poco abrumado en realidad no puedo culparte. Te he bombardeado con mucha información y muchas recetas. Pero ésta es la cuestión: armar comidas deliciosas, satisfactorias y saludables no es tan complicado cuando empiezas por preparar tus ingredientes, sobre todo cuando empleas las fórmulas provistas en este capítulo como guía. Ahora tienes la oportunidad de convertir tus intenciones en acciones al unir todas las piezas del rompecabezas y crear un plan alimenticio semanal. Así se vería un plan con cuatro raciones de carbohidratos al día, si, por ejemplo, lo que quieres es bajar de peso. (Si lo que buscas es mantener tu peso, entonces podrías consumir *seis* raciones de carbohidratos al día, lo cual significa que podrías agregar una porción extra de camote, además de un par de cuadritos de chocolate oscuro.) No es necesario seguir esto al pie de la letra; sólo es un ejemplo para encaminarte en la dirección correcta.

	Desayuno	Colación	Comida	Colación	Cena
LUNES	Barrita de frambuesa **1½ RACIONES DE CARBOHIDRATOS**	Papas de col de Bruselas	Mezcla de col picante con aderezo cremoso de ajo y jitomates o salsa, ½ aguacate y de 110 a 170 gramos de proteína acompañada de papas rizadas de camote **1 RACIÓN DE CARBOHIDRATOS**	Nueces pecanas con naranja y romero **½ RACIÓN DE CARBOHIDRATOS**	Arroz de coliflor estilo Mexi-Cali con aderezo cremoso de ajo y de 110 a 170 gramos de proteína Postre: ¼ de taza de nueces tostadas rociadas con jarabe sencillo de chocolate **1 RACIÓN DE CARBOHIDRATOS**

	Desayuno	Colación	Comida	Colación	Cena
MARTES	Panecillos de frittata al horno con salsa de pesto sencilla, más 1 taza de frambuesas **1 RACIÓN DE CARBOHIDRATOS**	Dip de aguacate picante con crudités	Mezcla de col picante con aderezo de ensalada de pollo china acompañada de ½ aguacate, cebollines rebanados, semillas de ajonjolí tostadas y de 110 a 170 gramos de proteína **1 RACIÓN DE CARBOHIDRATOS**	Bocaditos energéticos de chocolate y naranja **2 RACIONES DE CARBOHIDRATOS**	Arroz de coliflor estilo bibimbap con 110 a 170 gramos de proteína
MIÉRCOLES	Smoothie supersimple **2 RACIONES DE CARBOHIDRATOS**	Nueces mixtas picantes	Tortillas de coliflor con mezcla de col picante y aderezo cremoso de ajo acompañadas de jitomates o salsa, ½ aguacate, ⅓ de taza de quinoa y de 110 a 170 gramos de proteína **1 RACIÓN DE CARBOHIDRATOS**	Budín de chocoaguacate de Andie y Eva **1 RACIÓN DE CARBOHIDRATOS**	Fideos de alga marina con salsa tahini de ajonjolí acompañados de semillas tostadas de ajonjolí y de 110 a 170 gramos de proteína

	Desayuno	Colación	Comida	Colación	Cena
JUEVES	Budín de chía **1 RACIÓN DE CARBOHIDRATOS**	Leche de nuez de la India con ³/₄ de taza de moras azules **1 RACIÓN DE CARBOHIDRATOS**	Fideos de calabacín con salsa de pesto sencilla y de 110 a 170 gramos de proteína	Medio aguacate con una pizca de sal	Espárragos con ajonjolí a la parrilla y de 110 a 170 gramos de proteína Postre: nueces de la India con maple y ajonjolí rociados con jarabe sencillo de chocolate **2 RACIONES DE CARBOHIDRATOS**
VIERNES	Leche de nuez de la India con panecillos de frittata al horno	Nueces de la India con maple y ajonjolí **1 RACIÓN DE CARBOHIDRATOS**	Ensalada de col picante con aderezo de ensalada de pollo china acompañada de ¼ de aguacate, cebollines rebanados, semillas de ajonjolí tostadas y de 110 a 170 gramos de proteína	Bocaditos de limón y semillas de amapola **2 RACIONES DE CARBOHIDRATOS**	Fideos de calabacín con salsa de curry a toda prisa acompañados de nueces de la India y de 110 a 170 gramos de proteína **1 RACIÓN DE CARBOHIDRATOS**
SÁBADO	Panecillos de frittata al horno con bocaditos de limón y semillas de amapola **2 RACIONES DE CARBOHIDRATOS**	Tapenade de aceitunas mixtas con crudités	Coles de Bruselas tostadas con ajonjolí y jengibre acompañadas de ¹/₃ de quinoa y de 110 a 170 gramos de proteína **1 RACIÓN DE CARBOHIDRATOS**	"Palomitas" de coliflor	Fideos de calabacín con salsa boloñesa épica de verduras y de 110 a 170 gramos de proteína, además de papas rizadas de camote **1 RACIÓN DE CARBOHIDRATOS**

	Desayuno	Colación	Comida	Colación	Cena
DOMINGO	Panqueques de "suero de leche" con ghee o mantequilla de nueces sin endulzar espolvoreados con canela **2 RACIONES DE CARBOHIDRATOS**	Leche de nuez de la India	Mezcla de col picante con aderezo tailandés picante, nueces de la India tostadas, cebollines rebanados y semillas de ajonjolí tostadas acompañada de 110 a 170 gramos de proteína	Dip de aguacate picante con crudités	Champiñones rústicos tostados con papas de col de Bruselas acompañados de 2/3 de taza de quinoa y de 110 a 170 gramos de proteína **2 RACIONES DE CARBOHIDRATOS**

Quizá hayas notado que este plan retoma lo que muchos abandonan, es decir, la vida real. Gracias a su flexibilidad, puedes sentirte tranquilo de que este tipo de alimentación basado en la elección de carbohidratos inteligentes y algunas modificaciones a la dieta paleo funcionará para *ti* y tu estilo de vida. Cuando preparas los ingredientes con antelación adquieres el compromiso previo de comer sano a lo largo de la semana, por lo que puedes conservar tu fuerza de voluntad para cuando en verdad la necesites. Mientras tanto, las estrategias delineadas en este capítulo te ayudarán a eliminar las dudas sobre qué comer cada día. Como consecuencia, lograrás reprogramar tus hormonas y recuperarás la habilidad de escuchar las señales de hambre y saciedad de tu cuerpo. No sólo le harás un gran favor a tu futuro yo, sino que también obtendrás beneficios más inmediatos a medida que comiences a sentirte más equilibrado (y menos caótico). En el camino mejorarás tu relación con la comida de forma natural, haciéndola más flexible y satisfactoria.

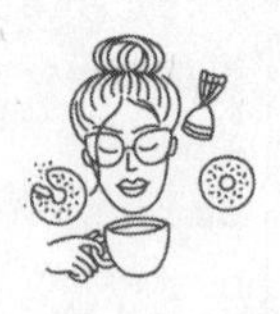

8

Mantén viva la magia

A decir verdad, las cosas pueden volverse monótonas tanto en el comedor como en la alcoba. Las rutinas son fundamentales para la vida moderna, sobre todo cuando se trata de hacer ejercicio, dormir y criar a los hijos, sin embargo, cuando hablamos de pasión en las relaciones de pareja lo predecible puede arruinar cualquier atmósfera romántica. Cuando sabes *exactamente* qué vendrá después, cualquier posibilidad de estimulación se esfuma. Aunque ésa suele ser la evolución natural de cualquier relación, ¿no es cierto? En un inicio todo resulta excitante y la química es explosiva, pero luego nos establecemos; nos acomodamos, más adelante nos preocupamos por otras cosas y, al final, dejamos de esforzarnos lo suficiente para mantener las cosas frescas. Bueno, pues en el ámbito de la comida el equivalente a usar calzones de abuelita y sólo practicar la posición del misionero con las luces apagadas en las relaciones amorosas es consumir lo mismo día tras día, pensando que el alimento no es más que "combustible" y sin esforzarse por hacer que las cosas tengan más sabor. El punto es que es normal caer en una rutina pasional monótona —tanto en nuestra vida alimentaria como en la romántica— y la clave para hacer que las cosas retomen un camino más tentador es romper con el hechizo de la perpetua monotonía.

Esto lo digo por experiencia, pues al ser una criatura de hábitos en varias ocasiones he agotado muchas de mis comidas favoritas por consumirlas en exceso. El problema es que, aunque lo que comas sea delicioso, si es lo mismo que comiste ayer y antier, —sin mucha variación, tarde o temprano te dejará insatisfecho. Esto es porque las rutinas alimenticias monótonas no sólo aburren a nuestras papilas gustativas; también pueden fomentar la abstracción mientras comemos, es decir, como poner nuestra atención en piloto automático. Los investigadores se refieren a este fenómeno —desconectarse mentalmente cuando nos exponemos a las mismas cosas de siempre— como *preparación neural*. A grandes rasgos significa que cuando se nos presenta algo nuevo por primera vez (como una ensalada de temporada de la cadena Green Grass), algunas partes de nuestro cerebro (entre ellas la queridísima corteza prefrontal) se activan como si dijeran: "¡Hola! ¿Y *tú* quién eres?" En otras palabras, nos involucramos y ponemos atención. La *preparación neural* comienza a operar cuando comemos esa ensalada una y otra vez en un bucle repetitivo, y las regiones del cerebro que antes estaban activas simplemente responden: "Ahora vuelvo. Pasa, por favor".

De hecho, la corteza prefrontal es particularmente sensible a la repetición y a la novedad, y existen investigaciones geniales que involucran escaneos del cerebro para comprobarlo. Un artículo científico publicado en el número de marzo de 2003 de la revista *Nature Reviews Neuroscience* reveló lo que sucede cuando una persona se aburre al leer un libro de texto árido o escuchar una conferencia monótona: el cerebro responde a estímulos repetitivos con una menor actividad neural, pero responde a estímulos comparativamente nuevos con una mayor actividad neural y atención. Esta tendencia natural puede (y a menudo lo hace) jugar a nuestro favor, sobre todo cuando se trata de adoptar habilidades que con el tiempo no requerirán de mucha capacidad intelectual o concentración. No obstante, cuando se trata de *comer*, es importante que nos involucremos en el momento presente, porque poner atención a lo que comemos mientras lo hacemos es crucial para sentirnos satisfechos más adelante. En pocas palabras, si queremos elegir bien nuestra comida al involucrar a la corteza prefrontal (y sentirnos satisfechos con los alimentos que elegimos con regularidad), es aconsejable no aburrirla hasta el cansancio. La forma de conseguirlo es insistir en incorporar una pizca de novedad cuando sea posible.

Después de todo es fácil estancarte en tu zona de confort al aferrarte a los mismos alimentos, preparaciones y sabores de siempre, porque resultan familiares, lo cual se siente bien. Sin embargo, cuando la familiaridad deriva en una severa monotonía alimentaria, esto puede hacerte más propenso a desviarte de tus buenas intenciones. Al igual que el aburrimiento en una relación amorosa puede motivarte a ser un ojo alegre, lo mismo puede suceder con tus hábitos alimenticios. Ninguno de estos escenarios implica que la relación esté destinada al fracaso, pero *sí* es una señal de que algo hace falta. En tu relación con la comida no es necesario hacer un giro de 180°, como el personaje del libro *Comer, rezar, amar*; en vez de eso sólo toma algunas medidas proactivas para avivar ese vínculo. No se trata de abandonar tu rutina previa; las rutinas son buenas. En realidad se trata de hacer que tus comidas sean interesantes y satisfactorias, y de evitar caer en rutinas alimenticias monótonas crónicas. Sí, mantener viva la llama requiere de trabajo, pero no tanto como podrías pensar. Éstas son algunas estrategias realizables para inyectarle frescura a tu vida alimenticia.

Déjate guiar por las estaciones

Es fácil sentirse abrumado por todas las recetas y todos los platillos que existen allá afuera (¿alguien dijo fatiga de decidir?), por lo que reducir el campo de juego y sortear el dilema de "qué comer" es clave. Una gran forma de hacerlo es visitar el mercado de agricultores de tu localidad y dejar que las opciones de temporada guíen tus planes de preparación de comida. Además, si eliges alimentos de temporada que están en su mejor estado natural, obtendrás los mejores sabores. Así que compra muchas coles de Bruselas y hortalizas (como chirivías y nabo sueco) en el otoño; col y grelo en el invierno; alcachofas, espárragos y puerros salvajes en la primavera; y calabaza de verano, jitomates y pepinos en el verano. Si descubres un artículo que nunca habías visto o preparado (como tupinambo y helechos cabeza de violín), pregúntales a los vendedores cómo recomiendan prepararlo (por lo general tienen los mejores consejos). También te sugiero probar las verduras híbridas —como brocoflor (brócoli de polinización cruzada con coliflor), kalettes (coles de Bruselas cruzadas con col rizada) y brocolini (una combinación de brócoli regular y chino)— que combinan las características sensoriales y nutricionales de dos plantas distintas.

Ajusta los sabores

No hace falta reinventar la rueda. Romper con una rutina alimenticia monótona puede ser tan fácil como modificar un poco algunos sabores. Una forma de hacerlo es cambiar el vinagre que utilizas en tus aderezos para ensalada; por ejemplo, si sueles utilizar el vinagre de vino blanco, trata de experimentar con el de sidra de manzana, vino tino o champaña. Lo mismo aplica para los aceites. El aceite de oliva es increíble y sumamente versátil, pero otros aceites saludables como los de ajonjolí, nuez y aguacate pueden agregar una nueva e inesperada dimensión de sabor a tus alimentos. Agregar ralladura de cítricos a ensaladas, tazones de comida, pescado o pollo es otra forma muy sencilla de alegrar platillos conocidos.

No tengas miedo de ser creativo y experimentar. ¿Ya te cansaste de comer el budín de chocoaguacate de Andie y Eva (página 170)? Agrégale un poco de chile en polvo o extracto de menta y —*¡bum!*—, ya tienes un nuevo postre. Si el supermercado que más frecuentas te resulta tan familiar como la palma de tu mano, es muy fácil caer en la rutina de comprar las mismas cosas de siempre. Entonces, trata de innovar un poco al visitar distintos mercados de comida étnica —japonesa, persa, india, mexicana, etcétera— para ampliar tu repertorio de ingredientes sabrosos.

Juega con la preparación

La preparación de algunos alimentos en verdad puede modificar su sabor. ¿No te apetece comer crudités? Entonces prueba escaldar las verduras (cambia el sabor y la textura un poco). ¿Aburrido de comer tu habitual pollo escalfado o rostizado? Prueba hacer un estofado, pues intensifica mucho el sabor. También puedes irte por la libre al perfeccionar una receta favorita y luego modificarla. ¿Te gustan tanto las barritas de frambuesa (página 152) que hasta podrías prepararlas con los ojos cerrados? Ahora pruébalas con moras azules y ralladura de naranja. Increíble. Aunque los fideos de calabacín al pesto y la pizza de pasta de coliflor son deliciosos con jitomates cherry crudos, agregarles jitomates cherry asados con vinagre balsámico puede cambiar e intensificar el sabor. Asimismo, carbonizar ligeramente algunos cítricos (como limón, naranja y lima) hace que la fruta libere su dulzura natural y disminuya su acidez, lo que agrega una mayor profundidad a vinagretas, dips y proteínas como pescado a la parrilla o pollo asado. Tomar una clase de cocina de vez en cuando también puede ayudar a despertar la creatividad.

Agrega umami

Uno de los mantras que empleo cuando experimento con alguna receta es: si tienes dudas, agrega umami, un concepto que a menudo se conoce como el quinto sabor básico (junto con los sabores dulce, ácido, salado y amargo). La palabra japonesa, tan de moda hoy en día, describe los sabores terrosos y profundos que comúnmente se asocian con la carne cocinada, los quesos añejados, los champiñones, la salsa de soya y el miso. El sabor en realidad proviene de un aminoácido natural llamado glutamato, que intensifica el sabor de los alimentos. Entre más glutamato contenga un alimento determinado, más potente será su sabor, por eso es que los caldos tradicionales japoneses (dashi) casi siempre contienen kombu: algas marinas secas con mucho glutamato. En Occidente lo más común es utilizar el glutamato en sus formas menos saludables (como el GMS o glutamato monosódico), para intensificar el sabor de la comida. Por fortuna existen miles de fuentes saludables de umami disponibles, sobre todo champiñones y alimentos fermentados (como chucrut, kimchi, salsa de pescado y aminos de coco); por ello aparecen con tanta frecuencia en mis recetas. Además las investigaciones sugieren que agregar umami a un platillo puede mejorar tanto la satisfacción como el sabor.

Experimenta con distintas texturas

Visualiza un delicioso tazón de guacamole: los pedazos suaves y cremosos del aguacate, el jugoso jitomate picado, las cebollas crujientes y la intensidad de los chiles picados. Ahora imagina que tomas todos esos ingredientes y los trituras en una licuadora hasta que la mezcla adopte la consistencia espesa de un smoothie. No suena tan apetitoso, ¿cierto? En teoría son los mismos ingredientes y sabores; entonces ¿cuál es el problema? Bueno, para empezar, esta nueva preparación se asemeja a la comida de un niño pequeño. Además, cuando se trata de comida, la estimulación sensorial no sólo incluye sabores, sino también texturas. El hecho es que los platillos de una sola nota, es decir, aquellos que carecen de variedad en cuestión de texturas, no son muy emocionantes, tanto para nuestras papilas gustativas como para nuestro cerebro. De hecho existe un término científico para denominar este fenómeno —*contraste dinámico*—, que en esencia significa que cuando los alimentos que se consumen juntos poseen atributos sensoriales que difieren los unos de los otros, la experiencia culinaria es mucho más atractiva, estimulante y llamativa. No estoy sugiriendo que recurras a la gastronomía molecular y que utilices espumas ridículas, nitrógeno líquido y demás, pero sí recomiendo agregar alimentos con distintas texturas cuando sea posible para ayudar a estimular tus sentidos.

Al jugar con la textura puedes renovar un platillo familiar para hacerlo más atractivo. Entonces quizá podrías mezclar algo crujiente con algo ultrasuave, como añadirle hojuelas de coco tostadas al budín de chocoaguacate o agregar semillas de ajonjolí o pistaches tostados a un dip cremoso. De igual manera puedes combinar algo jugoso y astringente con un alimento más delicado (como añadir un puñado de semillas de granada a una berenjena asada), y así estimular tus sentidos.

Combina ingredientes sorprendentes

Al igual que algunas personas están destinadas a encontrarse (Goldie y Kurt, Oprah y Gayle), algunas combinaciones de sabores resultan tan obvias que hasta parece que deberían venderse juntas, como el jitomate y la albahaca. En otras ocasiones hay mezclas que parecen menos obvias pero que, de cierta manera, son sumamente compatibles. Ya sea que estos ingredientes sean sinérgicos o complementarios, o porque saquen lo mejor de cada uno, las combinaciones de sabores interesantes pueden agregar una buena y sorprendente dosis de novedad a tu mundo alimenticio. Éstas son algunas de mis mezclas favoritas que espero que te inspiren a crear tus propias combinaciones:

Calabaza kabocha + colatura. Cuando vivía en Nueva York me dio por comer mucha calabaza kabocha gracias a mis visitas frecuentes a uno de mis restaurantes favoritos en el barrio de West Village. Amaba tanto esa calabaza kabocha y la consumía con tanta regularidad, que terminé por hartarme y dejé de pedirla durante *años*. Sin embargo, hace poco descubrí un platillo con calabaza kabocha de muy buena pinta en un restaurante de Los Ángeles, así que lo pedí. Y déjame decirte: no sólo estaba ridículamente bueno, sino que era *diferente*, con una profundidad de sabor que nunca antes había experimentado. Cuando le pregunté a la mesera al respecto me reveló el secreto: la colatura.

Me pasé todo el viaje en auto camino a casa buscando este misterioso ingrediente en Google, que se elabora a partir del jugo fermentado de las anchoas; desde entonces se ha convertido en un alimento básico en mi arsenal de sabores. Confía en mí.

Kimchi + mantequilla de nueces tostadas. Confieso que soy una verdadera fanática del kimchi; tanta es mi afición que, si pudiera, lo comería directamente del frasco. Sin embargo, algo realmente increíble sucede cuando se combina con mantequilla de nueces tostadas (almendras, nuez de la India, las que tú quieras). Hace un par de años descubrí esta combinación durante un taller impartido por una experta en procesos de fermentación. Cuando ella la mencionó, todos los presentes la miramos como si estuviera loca, pero sonrió con tanta seguridad —como si dijera: *esperen un poco y ya verán*— que tuve que aceptar el reto. *¡Dios mío!* Esa mujer es un genio del sabor. La mantequilla de nueces atenuó la potente acidez del acre y vinagroso kimchi de la mejor manera y agregó algo extra que nunca antes supe que necesitaba. Estoy asumiendo que esto también funcionaría con nueces tostadas. Si eres de los que ama el kimchi, involúcrate.

Chucrut + aguacate. Dicen que los polos opuestos se atraen y estos dos alimentos no podrían ser más diferentes, aunque de cierta manera son la pareja perfecta. Entre el delicado y mantequilloso aguacate, y el fuerte sabor a ajo del chucrut, se produce un sabor mágico. Una de mis colaciones preferidas es medio aguacate con chucrut extra ácido.

Chocolate + cardamomo. En definitiva, combinar chocolate con chile es delicioso, pero tampoco es nada nuevo. Si te gustan las mezclas de sabor picantes y achocolatadas considera combinar chocolate oscuro o el jarabe sencillo de chocolate (página 169) con cardamomo para conseguir notas más complejas, cálidas y casi cítricas.

La rueda del sabor

Ahora que has abierto una ventana al alma de mis papilas gustativas es momento de que descubras combinaciones interesantes para *tu* paleta de sabores. Consulta la rueda del sabor en esta página —que ilustra sensaciones contrastantes y complementarias— y luego usa tu creatividad para combinar dos o tres sabores diferentes que creas que pueden funcionar bien juntos. Por ejemplo, si la colación que comes habitualmente consiste de nueces tostadas y una fruta, considera experimentar con una combinación dulce-umami-salada como las moras goji, tiras de nori (o furikake) y nueces tostadas a la sal. Si tu ensalada favorita ya no te emociona como antes, piensa en darle un golpe de sabor con un aderezo ácido-picante-umami con mostaza de Dijon, jengibre rallado y una pizca de aminos de coco, junto con achicoria picada o coles de Bruselas ralladas (amargo). En realidad las combinaciones son infinitas, algo que resulta muy útil cuando los platillos comienzan a sentirse *demasiado* predecibles.

Claro que, de vez en cuando, cometerás un error épico al combinar sabores (como la vez que mezclé nueces tostadas con wasabi, aminos de coco y aceite de coco: fue una de las peores cosas que he probado *en mi vida*). Pero nunca lo sabrás a menos que experimentes con distintos alimentos.

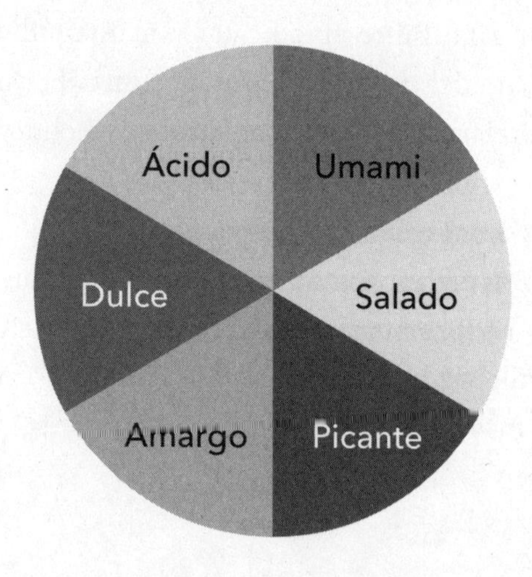

Ejemplos del plan Dile sí al placer de comer

Dulce

Miel de maple
Dátiles
Moras deshidratadas
Extracto de vainilla
Semillas de granada

Umami

Aminos de coco
Nori/Furikake
Salsa de pescado/Colatura
Champiñones
Cebollas caramelizadas

Salado

Aceitunas
Anchoas
Alcaparras
Verduras en escabeche
Pepperoncini

Picante

Jengibre
Ajo
Albahaca
Chiles
Canela
Clavos
Comino

Amargo

Chocolate muy oscuro
Café
Rábano picante
Cilantro
Col/Coles de Bruselas
Arúgula/Achicoria

Ácido

Limón/Lima
Toronja
Mostaza
Chucrut/Kimchi
Vinagre (sidra de manzana, balsámico, vino blanco, arroz integral, etcétera)
Kéfir de leche de coco/Kéfir de agua de coco
Kombucha

Explota el color

Nada inspira más a los sentidos que un plato de comida vibrante y colorida. No tienes que canalizar a Andy Warhol para hacer que tu comida parezca arte pop, sin embargo, cuando sea posible, utiliza colores para avivar las cosas: en vez de recurrir a la coliflor blanca de siempre prueba la amarilla; intercambia los camotes regulares por los morados o elige zanahorias arcoíris en vez de las estándar.

En una ocasión vi a una mujer que trabajaba en una tienda de ropa usando un vestido igualito a uno que yo tenía, pero por alguna razón el de ella se veía distinto y más atractivo. Hubo una época en la que me ponía ese vestido *todo el tiempo*, pero eventualmente me aburrí de usarlo y fue desterrado al purgatorio del guardarropa al fondo de mi clóset. Luego me di cuenta de que ella se había puesto su vestido ¡al revés! (¿o acaso el *mío* era el que estaba al revés?). De cualquier forma ella había cambiado las reglas de cómo portar ese vestido. Cuando llegué a casa me puse el vestido como ella, y fue como si me lo acabara de comprar. Piensa en las recomendaciones de este capítulo como la versión alimenticia de modificar una prenda que ya posees para que tu repertorio de comida sana sea disfrutable y divertido.

Cuando se trata de comida soy una firme creyente de que ésta no sólo sirve como sustento, sino también como una enorme fuente de placer. Y en realidad merece ser ambas cosas. Después de todo, la meta final no sólo es elegir alimentos saludables de forma más consciente, sino también *disfrutar* plenamente del acto de comer. Además, tener ambos elementos es crucial para hacer que todo esto funcione a largo plazo. La realidad es que las relaciones de pareja saludables no se reducen a primeras citas o sexo en tu luna de miel; también se tratan de coordinar horarios, ceder en algunas cosas y dividir tareas. Por esta razón es que también es importante esforzarse para mantener las cosas cotidianas divertidas y frescas.

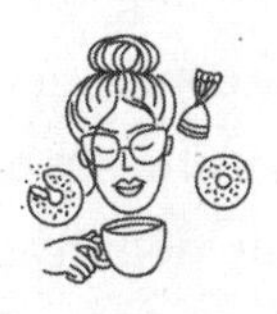

9

Apártate de tu propio #@&*% camino

Hasta en las mejores relaciones suceden cosas malas y tienes que perdonar a tu pareja (dentro de lo razonable) o disculparte por tus propios errores para que ambos puedan superar la situación. Seamos realistas: hacer lo correcto no siempre es fácil, pero la alternativa —conductas pasivo-agresivas, tensión, distanciamiento glacial— es mucho menos deseable. Lo mismo sucede en tu relación con la comida. La diferencia es que, mientras solemos perdonar a nuestros seres queridos por ser humanos imperfectos que no siempre se comportan de la forma en que quisiéramos, a menudo no nos ofrecemos la misma gentileza, *sobre todo* cuando se trata de comer. Cuando nos desviamos de nuestros planes alimenticios, en lugar de aceptar nuestra tremenda decepción y luego dejarla ir, nos volvemos como el personaje Walter White de la serie de televisión *Breaking Bad* —personas descontentas con pensamientos como: "*¡Arruinaste todo! Ugh, eres patético. Claro que esto iba a suceder; siempre sucede. Literalmente, eres el peor*". No obstante, como bien sabemos gracias al efecto *qué-más-da*, este enfoque hostil no sólo nos provoca malestar, sino que además resulta contraproducente, porque hace que sea virtualmente imposible continuar. En cambio, quedamos atrapados en un ciclo de vergüenza. Nota personal: esto también puede suceder cuando te sientes atascado en tu proceso de pérdida de peso o cuando comparas tus avances o esfuerzos con los de otras personas. Entrar en el juego de las comparaciones casi siempre termina por hacerte sentir como una basura.

Lo sé porque lo he vivido. Antes que nada, déjame decirte que no soy ninguna Gigi Hadid, y que definitivamente he tenido días en los que no me encanta mi cuerpo, pero por lo general siento que me veo bastante bien desnuda. Claro, a menos que me bañe junto a una supermodelo. Cuando regresé a Los Ángeles después de vivir en Nueva York estaba renovando mi baño, por lo que solía bañarme en las regaderas del gimnasio con regularidad. Eso me sentó bien hasta el día en que salí de la regadera al mismo tiempo que una supermodelo y ambas estábamos rodeadas por una pared de espejos. Quisiera aclarar que no me refiero a una persona atractiva que *podría* pasar por una supermodelo; me refiero a una verdadera supermodelo (a quien no nombraré). Así que ahí estábamos las dos, mi cuerpo desnudo junto a su cuerpo de supermodelo desnudo, y pese a que acababa de hacer ejercicio y me sentía muy bien, cuando comparé mi cuerpo con la hermosa figura de esta mujer, pues no me sentí muy bien que digamos. Para ser honesta tuve que detener mis pensamientos y recordarme que esta mujer no sólo era una supermodelo, sino que además su belleza no hacía que la mía fuera menos real. Simplemente somos personas distintas con cuerpos distintos. A decir verdad, si esta situación se vuelve a presentar en alguna ocasión, lo más probable es que tenga que motivarme con estas mismas palabras. Pero el punto es que, de vez en cuando, todos nos sentiremos tentados a hacer estas comparaciones poco realistas, aunque no nos favorezcan en nada.

Hasta el momento has podido familiarizarte de forma íntima con tus obstáculos personales relacionados con la comida y, de cierta manera, encontrar alternativas para esquivarlos. Todas las habilidades que has perfeccionado hasta ahora conectarte contigo mismo mientras comes, conectarte con tu futuro yo, planear con antelación, mantener involucrada la corteza prefrontal, y así sucesivamente— sin duda te permitirán elegir alimentos saludables con mayor conciencia y frecuencia. Sin embargo, sería desconsiderado de mi parte dejar las cosas ahí, porque realizar todo este trabajo no te inmunizará frente a las posibles fallas y recaídas en un futuro. Aún habrá obstáculos en el camino y entre más puedas divisarlos sin dejar que rompan tu espíritu, más rápido podrás superarlos. La clave está en encontrar maneras de recuperar el impulso y retomar el camino cuando tu progreso se estanque o tus planes se descarrilen, porque en algún punto así será.

Mi intención no era sonar negativa, sino más bien realista. Después de todo, cuando estás bajo mucho estrés o experimentas una transición importante en tu vida (incluso un cambio emocionante como graduarte, conseguir un nuevo trabajo o mudarte con tu pareja), tus buenas intenciones pueden quedar relegadas. Lo mismo sucede cuando llegan las vacaciones, sales de viaje o tienes visitas en casa que te distraen de tu plan alimenticio. Ahora ya sabes que eres mucho más vulnerable a tomar decisiones apresuradas cuando la corteza prefrontal se toma un descanso, cuando a tus pensamientos los consumen otras cosas. Los desvíos también pueden ocurrir cuando algo que te *motivaba* (una boda, unas vacaciones en la playa o algún otro evento) ha pasado. Bajo estas circunstancias resulta fácil sentir que has retrocedido y arruinado cualquier avance que has tenido (una vez más, es esa mentalidad de ver las cosas en blanco y negro). En estos momentos de debilidad solemos reprendernos por no tener fuerza de voluntad, pero muchas veces ése no es el caso. A menudo tiene más que ver con una mentalidad errada y una lógica inconsistente —en particular, las licencias y lagunas morales—, que utilizamos para racionalizar el abandono de nuestras metas de largo plazo para servir a nuestras necesidades actuales.

Las licencias morales plantean la idea de que el "buen" comportamiento compensa o legitima el "mal" comportamiento. Es una forma de justificar ir tras un deseo actual al referirte a un comportamiento ético pasado o actual. La premisa es totalmente comprensible: en general a la gente le gusta ser vista como "buena" y que hace lo "correcto".

Sin embargo, con frecuencia somos persuadidos a comportarnos de maneras que podrían cuestionar nuestra "bondad". Por ejemplo, cuando un compañero de trabajo te pide un aventón al aeropuerto o un amigo te pide que dones algo de dinero para la presentación escolar de su hijo podrías enfrentarte a un dilema: en realidad no quieres hacerlo, pero al mismo tiempo tampoco quieres sentir que eres o que piensen que eres una mala persona. En estas situaciones tan complicadas es común utilizar una licencia moral para librarte de la responsabilidad. Es como llevar una especie de contabilidad ética —hacer un recuento rápido en tu mente de ejemplos que demuestren que eres una buena persona o un buen amigo—, lo cual puede empoderarte para decir: "Te quiero, pero no puedo ayudarte en esta ocasión". Bueno, pues también hacemos lo mismo con la comida. Incluso podrías estar familiarizado con esta forma de pensar: "Últimamente me he portado *tan* bien que en verdad me merezco este gigantesco plato de pasta". O: "He tenido la peor semana, así que en definitiva me he ganado este pastelillo". Y también: "Me porto *mucho* mejor que antes; este atracón no es *nada*".

No obstante, cuando se trata de comer, el gran problema de tomarse licencias éticas no es la gratificación por sí misma, sino la falacia de que decidir si ceder ante un antojo o no es una cuestión de vicio o virtud. No lo es. A diferencia de, por ejemplo, decidir engañar a tu pareja o no (o evadir impuestos), decidir qué comer *vs.* qué *no* comer no es una dilema moral. Quiero ser clara en esto: elegir alimentos saludables de forma consciente es maravilloso y altamente recomendable, pero escoger un camino menos saludable de ninguna manera es *menos ético*. Sin embargo, cuando aplicamos una lógica enredada como ésta nos saltamos un paso muy importante: sopesar nuestras necesidades momentáneas contra los deseos de nuestro futuro yo. Sin que lo notemos esto nos aleja más de nuestras metas de volvernos más saludables, y luego terminamos por atribuir esa brecha entre la intención y la acción a una falta de fuerza de voluntad y propósito. Ése no es el caso, pero verlo de esta manera puede frustrarte, o lo que es peor, volverte apático ante la idea de abandonar tus esfuerzos.

El otro problema con esta mentalidad es la suposición de que necesitas una excusa externa o una circunstancia extenuante para satisfacer tus antojos. Esto no es así. Si quieres el croissant o la pizza o la dona o las papas fritas... cómetelas y disfruta. Es en serio: *Disfruta. Cada. Bocado.* De verdad no importa si has conseguido limpiar todo tu correo electrónico o si has tenido la peor semana de tu vida. Tienes derecho a satisfacer tus antojos, sin importar cualquiera de estas situaciones, siempre que lo hagas de manera consciente y aceptes la responsabilidad de tu decisión.

Al igual que las licencias morales, las lagunas son otra forma común de utilizar una lógica fallida para explicar por qué se nos debería excusar de mantener un hábito saludable. "*Esto no cuenta*", "*Es fin de semana*", "*Es verano*" o "*Estoy de vacaciones*", etc.; son frases que han sido utilizadas para racionalizar y justificar que una persona abandone su plan y actúe en el momento. De nuevo, el problema no es el deseo de relajarse un poco; de hecho, *por favor* relájate cuando te sea posible, *en especial* si estás de vacaciones o cuando lo consideres pertinente. Pero fingir que algunos días y algunas temporadas cuentan menos que otras no forma parte del trato, porque cuando satisfaces tus antojos bajo esta pretensión engañosa es más probable que te sientas desalentado y un tanto perdido cuando llegues al otro lado. No hay pases libres y eso es porque no los necesitas cuando se trata de comer. *Fin de la historia.* Así que la próxima vez que te enfrentes a una decisión alimenticia complicada deja de preguntarte: "¿Qué tan bueno he sido?" o "¿Cuánto me merezco esto?" o "¿Qué día es hoy?" En vez de eso ponle pausa a tu cerebro y considera: "¿En realidad qué tanto *quiero* este alimento en particular?", y deja que tu respuesta guíe tu comportamiento.

Guía para sobrevivir al (inadvertido) autosabotaje

Aunque corra el riesgo de sonar repetitiva, lo diré una vez más: el objetivo no es asegurarse de que nunca te desvíes del camino alimenticio deseado; es perdonarte por retroceder un poco para que puedas avanzar. Por supuesto, sentir que has retrocedido después de todos tus esfuerzos es especialmente frustrante, pero así sucede. *De verdad.* Así que no mires atrás: perdónate para que puedas superar esta situación. Al reorientar tu decepción con autocompasión evitarás el paralizante ciclo de la culpa y recuperarás tu racionalidad.

Para lograr esto sirve analizar el motivo de tu descarrilamiento de forma crítica pero sin drama. Después de todo resulta poco realista pensar que no tomarás decisiones alimentarias impulsivas en algún punto. En lugar de entrar en el juego de la culpa es mucho más productivo tratar de entender la naturaleza de tus decisiones (en específico, cómo, cuándo y por qué perdiste el control), para que puedas descifrar cómo manejar las cosas de forma más efectiva en un futuro. Los psicólogos se refieren a este fenómeno como *reencuadre cognitivo*, que sólo significa identificar pensamientos contraproducentes, discutir con ellos, y luego remplazarlos con algunos más constructivos. Sin importar los obstáculos con los que sueles luchar, a continuación comparto algunos ejemplos de cómo funcionaría este proceso:

Tu primer pensamiento es... En *realidad* no debí comerme eso.

Tu segundo pensamiento es... *Bueno, ¿sabes qué?*, estuvo delicioso y disfruté cada bocado. Lo mejor que puedo hacer ahora es evitar entrar en el ciclo de la culpa.

Tu primer pensamiento es... Simplemente no soy bueno para comer sano.

Tu segundo pensamiento es... *Espera un momento.* He sido más consciente a la hora de elegir mis alimentos que antes. Aún no me resulta fácil, y en definitiva puedo mejorar, pero cada vez lo hago mejor.

Tu primer pensamiento es... Ugh, ¿por qué tuve que arruinar mis logros de esta manera?

Tu segundo pensamiento es... Para ser honesto, tal vez he sido demasiado rígido. Ahora sé que debo darme un poco más de libertad para que no me den ganas de rebelarme.

El punto es que cuando enfrentas los deslices dietéticos de forma racional y compasiva, en vez de obsesionarte con la culpa autoinflingida, entonces puedes enfocar tu energía en convertir todo ese valioso autoconocimiento en un mapa de ruta útil para el futuro. Una vez que entiendas qué situaciones y factores en específico te hacen vulnerable a los atracones impulsivos, entonces puedes prepararte para enfrentarlos con antelación. Me refiero a la estrategia de si/entonces (también conocida como *intención de la implementación*, una frase elegante para una estrategia efectiva de autorregulación), que te permite mapear tu método para lidiar con posibles obstáculos. La idea básica es pensar en tácticas para escenarios como: "Si esto sucede (no hay problema), entonces haré esto", es como tener un plan B listo para cuando las cosas no salgan bien, para que este desvío no te paralice. Por ejemplo, si te resultó difícil comer sano durante las vacaciones este año, entonces podrías decidir darte un poco más de libertad el próximo año, sin dejar de esforzarte por elegir alimentos de forma consciente; y *si* cuando llegue enero te sientes algo desbalanceado, *entonces* puedes planear retomar la etapa I del plan alimenticio durante una o dos semanas para comenzar de nuevo. Sin culpas ni remordimientos. Ésa es tu estrategia de *si/entonces*. Irónicamente tener este plan B listo de antemano le quita un peso de encima al autocontrol, algo que puede ayudarte a regular mejor tu comportamiento. De hecho, una investigación en el *Journal of Experimental Social Psychology* encontró que cuando las personas experimentaban agotamiento del ego tras realizar una tarea mental compleja, crear intenciones de implementación les ayudaba a mejorar su desempeño en una tarea subsecuente (e igualmente frustrante). Lo mismo puede ocurrir cuando te preparas de antemano para enfrentar obstáculos relacionados con la comida. Es como si al momento de aceptar y reconocer que no siempre podrás autorregularte a la perfección, y al tener un plan sobre qué hacer en caso de desviarte de tu plan alimenticio, la presión de ejercer un autocontrol perfecto disminuye, lo cual ayuda a que éste suceda de forma más natural.

Puedes comenzar a personalizar tu estrategia de *si/entonces* con base en tus obstáculos alimenticios. A continuación menciono algunos ejemplos basados en ciertas recaídas comunes que ocurren con cada tipo de complejo relacionado con la comida:

Problemas de confianza

- **Retomaste un antiguo hábito durante una cena familiar o un buffet, y realmente comiste en exceso.**

Primero que nada reconoce que este tipo de cenas de "todo lo que puedas comer de forma gratuita" son un reto para cualquier persona. Luego comienza a definir una estrategia para la próxima vez: antes de servirte cualquier alimento tómate un momento para evaluar todas tus opciones, después elige aquellas que se alineen con tus buenas intenciones y que más te gusten. Por ejemplo, cuando vas a comprar unos jeans, seguro no eliges el primer par a la vista; en cambio, analizas la selección y te pruebas varias opciones antes de comprometerte con alguna. Lo mismo sucede con la comida.

La trampa del complaciente

- **En una cena con amigos cediste ante la presión y terminaste por comer lo que ellos ordenaron en lugar de mantenerte firme en tus preferencias.**

Reconoce que la presión social puede ser difícil de resistir. Luego piensa en una estrategia y crea un pequeño guión de lo que podrías cambiar la próxima vez. Consulta el menú con antelación y, de ser posible, ordena primero. También resulta útil anticipar las expectativas de tus compañeros de cena y establecer tus intenciones al decir algo como: "Parece que están interesados en compartir platillos, sin embargo, hoy yo voy a pedir algo por mi cuenta". El mensaje es amigable pero firme, y deja muy en claro que el tema no está abierto a la discusión.

Miedo a lo mundano

- **Te atracaste de carbohidratos para celebrar un triunfo laboral y ahora te sientes mal por abandonar tus buenas intenciones.**

Antes que nada, ¡muchas felicidades por ese triunfo! En definitiva te mereces una recompensa por trabajar tan duro. Sin embargo, dado que tu inclinación natural es autocomplacerte a través de la comida, comprométete de antemano a elegir una recompensa no comestible pero que te haga sentir bien. La próxima vez que estés a punto de romper un récord de productividad, cerrar un acuerdo importante o festejar algún otro acontecimiento, planea una reunión con algunas de tus personas favoritas en algún lugar divertido y memorable como un spa o un concierto. También puedes salir a cenar, aunque de esta manera la comida ya no es la única actividad celebratoria, por lo que es menos probable que utilices esta ocasión especial como licencia para perder el control.

Deseo de controlar

- **Comiste algunos alimentos "malos" ayer por la noche y ahora no puedes dejar de castigarte por ello.**

Espero que al menos lo hayas disfrutado en ese momento; de cualquier manera, es momento de superarlo. Para empezar, una de las razones por las que este plan funciona tan bien es que incorpora alimentos como el postre. El postre no es algo que tengas que comer todos los días, pero creo que es sano asegurarte de que tu dieta no sólo se trate de nutrición; también debería incorporar algo de placer. Si te fuiste por la libre y terminaste por comer cosas que no tenías la intención de comer, toma una nota mental de lo que podrías probar la próxima vez que se te antoje algo dulce (como chocolate oscuro o crema de nuez de la India con moras) o salado (como papas de camote y guacamole). Incorporar pequeños gustos de forma *consciente* puede quitarles algo de su carga emocional y, por ende, reducir la probabilidad de que se conviertan en un obstáculo para ti.

Un patrón inconstante

- **Algunos amigos se han convertido en grandes seguidores de la nueva dieta ____________, y antes de que tengas la oportunidad de pensarlo a fondo, te les has unido.**

Todo lo nuevo te entusiasma, lo cual significa que tal vez siempre te sentirás un poco tentado a abandonar tu plan actual por la última tendencia dietética. No te preocupes; en vez de eso piensa en cómo darle la vuelta a esta inclinación al incorporar algo de esa novedad en *este* plan para mantenerlo fresco y atractivo. (Éste es un paso importante para todos, pero sobre todo para quienes buscan la novedad.) Si notas que tu mirada se aleja de tu plan alimenticio comprométete a infundir tus comidas de nuevas combinaciones de sabores y texturas con regularidad; quizá incluso puedes comprometerte a experimentar al menos una nueva preparación cada mes.

Una cuestión de dependencia

- **El estrés ocasionado por un proyecto de trabajo importante te ha llevado a picotear a todas horas, y ahora no sabes cómo parar.**

En primer lugar no seas tan duro contigo mismo y reconoce que tu cuerpo está inundado de cortisol. Debido a tu historial de utilizar la comida como una muleta para tus sentimientos los periodos de estrés siempre van a ser zonas vulnerables para ti cuando se trata de comer en exceso. Por eso es tan importante planear con antelación para esas ocasiones, al tener a la mano estrategias alternativas que te ayuden a enfrentarlas. Mantén un rodillo de espuma, un aceite esencial relajante y una lista de reproducción de música tranquila cerca de tu escritorio. La próxima vez que tengas la tentación de correr por un tentempié para liberar el estrés pon algunas de tus canciones favoritas y date un masaje con el rodillo o abstráete durante cinco a 10 minutos.

Junta estos elementos —autocompasión, reencuadre cognitivo e intenciones de implementación— y estarás en el camino correcto para hacer que esto funcione a largo plazo (incluso cuando las cosas no salgan de acuerdo con el plan). Mira, entiendo que cambiar de hábitos es difícil, y puede tomar mucho tiempo para que las nuevas actitudes y los nuevos comportamientos se arraiguen y se vuelvan lo normal. Habrá veces en que será más fácil apegarse al plan y otras en las que no. Eso es natural. Cuando sientas que estás en riesgo de desviarte del plan vuelve a conectarte con lo que quieres para tu futuro yo y comprométete a cosechar la recompensa en algún punto del camino. También es recomendable asegurarte de que lo que en un inicio te motivó a desarrollar una relación más sana con la comida *aún* te motive; de no ser así, busca otras razones personales para continuar con esta empresa y encuentra maneras de convencerte de que vales el esfuerzo.

Mientras evolucionas para convertirte en tu futuro yo, procura ser honesto contigo mismo respecto a los factores que podrían limitar o impedir tu avance, ya sea miedo al fracaso, un sentimiento de indignidad, una mentalidad fallida, un mal manejo del estrés o algo más. Asimismo debes prepararte ante la posibilidad de que, a medida que tus esfuerzos empiecen a rendir frutos, te sientas... inquieto. A lo largo de los años he tenido clientes que autosaboteaban sus avances en distintos grados, y no me quedaba claro de inmediato por qué lo hacían. Pero tengo una teoría que parece comprobarse una y otra vez, y es algo de lo que realmente nadie habla, porque es un poco tabú: a veces resulta un tanto aterrador obtener lo que deseas. Para muchas personas cuya meta ha sido conseguir un cuerpo saludable, es algo en lo que piensan con frecuencia. El esfuerzo intencional que emplean durante la consecución de esa meta se convierte en un principio cómodo y organizador en sus vidas. Sin él, se sienten a la deriva.

Además, en nuestra sociedad, tomar medidas para mejorar tu salud se considera una búsqueda noble, y lograr esta meta puede ser muy placentero. Pero, *¿luego qué*? La barrera para lidiar con otras cosas de tu vida desaparece. Es un poco como el dilema al que se enfrentan las personas que salen con mucha gente, que le tienen miedo al compromiso, cuando de pronto conocen a alguien especial; es increíble, pero igualmente alarmante, porque en realidad no están preparados para que la relación funcione. Lo mismo puede suceder cuando la gente, de forma inadvertida, sabotea su progreso de comer más sano: cuando todo el tiempo trabajas para lograr una meta de ser más saludable, esto puede quitarte la presión de concentrarte en otras cosas que requieren de atención en tu vida. No es que las personas no deseen conseguir esa meta, pero una vez que lo hagan, quizá tendrán que pensar en lo que sigue en su lista de automejoramiento. Eso puede resultar desconcertante y abrumador. En buena medida pienso que esto resulta de la creencia prevalente en nuestra cultura de que "no podemos tenerlo todo en la vida", con el mensaje subliminal de que si logramos conseguir lo que en verdad queremos, perderemos otra cosa importante en el camino. Sin embargo, en este caso, quizá sí obtengas todo lo que quieres, si tenerlo todo significa no tener que elegir entre amar tu cuerpo y disfrutar de la comida.

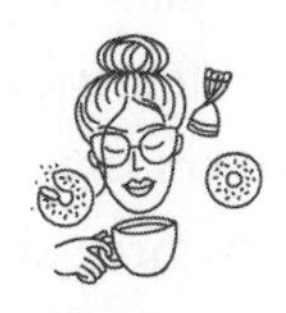

Conclusión

Olvídate del cuento de hadas y crea tu propio final feliz

En cualquier relación exitosa existen cualidades esenciales y duraderas que hacen que funcione: ser atento, empático, flexible, comunicativo, creativo, confiado y autoconsciente son rasgos cruciales. Lo mismo aplica para tener una conexión sana con la comida, y aproximarte a tu relación de esta manera es una elección consciente para el largo plazo. Si has comenzado a aplicar las estrategias de este libro, entonces ya has empezado a desarrollar el autoconocimiento y las herramientas necesarias para lograr tus metas de ser más saludable. En este punto, el reto es aceptar los cambios que has hecho hasta ahora y seguir afinando y personalizando los conceptos fundamentales, para que te funcionen de aquí en adelante. De esta manera, estarás en la posición ideal para dirigir tus buenas intenciones hacia tus metas de ser más saludable a largo plazo, incluso cuando te sientas cansado, hambriento, con el corazón roto o *harto* de lo que implica ser adulto. Con eso en mente, aquí te presento las máximas de nuestra relación con la comida, mismas que querrás honrar de aquí en adelante para poder acortar la brecha de tus intenciones personales y cerrar el trato.

Coqueteа. Si les habláramos a las personas que nos gustan de la misma manera en que nos hablamos a nosotros mismos, nunca saldríamos del purgatorio de los chats de Tinder. La autocompasión es mucho más motivante que la autocrítica. Además, la aceptación propia y el deseo de cambiar no son mutuamente excluyentes; puedes amarte y aceptarte *y* querer mejorar algunas cosas tuyas al mismo tiempo. Pero esto significa que tienes que abandonar las críticas y ponerte de tu lado. Si todo el tiempo te dices a ti mismo que nunca serás capaz de controlarte con la comida, nunca podrás dejar de comer en exceso o nunca podrás bajar de peso, es muy probable que nunca logres ninguna de esas cosas. Por otro lado, si te convences de que eres capaz de hacerlo y que sólo se trata de aplicar distintas técnicas y estrategias, aumentarás tus probabilidades de cumplir dichas metas.

Escucha. Como te diría cualquier experto en relaciones, la comunicación lo es todo: tener la habilidad de escuchar es una de las claves para hacer que una relación sana prospere y dure. Lo mismo sucede con nuestra relación con la comida y nuestro cuerpo. Estar presente y comprometido te permite entender lo que sucede bajo la superficie al ayudarte a distinguir entre el hambre real o los antojos, o entre sentirte satisfecho o a punto de reventar. Conectarte contigo mismo también te ayuda a responder a las tentaciones pasajeras de una forma relajada, calmada e inteligente. Ya sea que decidas darte un gusto (o no), realmente escuchar a tu cuerpo te permite elegir alimentos de forma consciente. Así que no dejes de escuchar esas sutiles señales internas de hambre y saciedad —que estamos tan acostumbrados a ignorar—, y confía en que éstas te guiarán en la dirección correcta.

Siempre tómatelo con calma. ¿No es increíble ese sentimiento cuando todos tus sentidos se involucran en una situación romántica, cuando disfrutas del momento y saboreas cada detalle? Vas a querer hacer lo mismo con tu comida: disfrutar cada sabor y experiencia sensorial, incluyendo el gusto, el olfato, el tacto, la vista y el sonido. Detenerse y concentrarse en las experiencias momento-a-momento con la comida mejora tu capacidad de autorregulación, lo que significa que es menos probable que comas de forma impulsiva o con un exceso de abandono. Así que esfuérzate por experimentar cada bocado. Coloca tu tenedor sobre la mesa entre bocados o cambia de mano si esto te permite respetar el límite de velocidad y comer de forma más deliberada.

Lucha contra la fatiga de decidir. Toma medidas para conservar tu fuerza de voluntad al limitar el número de decisiones relacionadas con la comida que necesitas tomar a lo largo del día. Para dotarte de la estructura necesaria limpia tu refrigerador y alacena, deshazte de los alimentos que no quieres comer y remplázalos con mejores opciones para ti. Planea ciertas comidas y prepara ingredientes básicos antes de tiempo cuando te sea posible. Revisa el menú de los restaurantes de antemano y, a partir de ese momento, comprométete a ordenar algo saludable cuando salgas a cenar. De esta manera puedes guardar tu autocontrol para cuando *en verdad* lo necesites, porque habrá ocasiones en las que sí lo necesitarás.

Mantente en contacto con tu futuro yo. A menudo aceptamos una relación casual incluso cuando estamos listos para sentar cabeza, porque nos cuesta trabajo imaginar que realmente encontraremos al amor de nuestra vida. Las investigaciones sugieren que entre menos pensemos en nuestras versiones futuras, más probable será que abandonemos nuestras metas a largo plazo. Así que no dejes de imaginar cómo tu futuro yo cosecha todos los beneficios de una relación saludable con la comida y cuán bien se siente eso. Recuerda: *entre más detallada sea esta visualización, mejor*. Incluso querrás enviarle correos electrónicos a tu futuro yo de vez en cuando, con anécdotas sobre tu situación actual y lo que esperas para el futuro. Es una de las mejores maneras para cerrar la brecha entre tus intenciones y tus acciones diarias.

Aprende del pasado y del presente, luego déjalos atrás. Las relaciones románticas sin futuro pueden enseñarnos muchas cosas sobre lo que queremos, lo que necesitamos y lo que estamos dispuestos a tolerar (y lo que no). Lo mismo aplica para nuestra relación con la comida. Así que, cuando tus buenas intenciones no salgan como las planeaste, descubre qué fue lo que te llevó a tomar decisiones contrarias a lo que en verdad quieres. Luego déjalo ir. Para romper un hábito como comer de manera emocional, querrás seguir descubriendo el tipo de circunstancias que a menudo te llevan a comer en exceso a causa de tus emociones. Al hacer esto será mucho más fácil detectar patrones (como cuando tienes antojo de algo dulce) y saber cuándo tiendes a olvidarte de la dieta. Cuanto más aumente tu autoconsciencia, más capaz serás de elegir alimentos de forma consciente; dicho lo anterior, ciertamente no serás inmune a futuros obstáculos. Así que no dejes de vigilar los factores que te hacen descarrilarte, sin caer en el cinismo. En vez de eso analiza a detalle pero sin drama el motivo de tu desliz. Aprende lo que puedas de la situación, archívala bajo tu "historia personal" y sigue adelante.

Apártate de tu propio camino. Cuando te desvíes de tus intenciones alimenticias adopta el mantra: *Perdona. Hazlo en serio. Sigue adelante.* (Practícalo con regularidad.) No importa quién seas o cuán lejos hayas llegado para mantener tus metas de bienestar, los retrocesos son inevitables. Puede resultar frustrante, pero es una parte normal de la vida. Para evitar que un lapsus estropee toda tu misión, hazte un favor y apártate de tu propio camino: deshazte de todas las tonterías negativas y contraproducentes, y piensa en una estrategia de si/entonces para lidiar con estas situaciones de aquí en adelante. Concéntrate en la visión que tienes para tu futuro yo y avanza con precaución para conseguirla.

Mantén las cosas frescas. Cuando se trata de tu relación con la comida, la monotonía constante es una forma de garantizar que las cosas se sientan aburridas; también puede hacer que te desvíes de tus intenciones alimenticias. Por supuesto, habrá ocasiones en las que estés apresurado y que sólo necesites comer, sin embargo, trata de esforzarte por mantener la tediosa repetición bajo control. Evita las rutinas alimenticias monótonas al realizar pequeños ajustes sensoriales en tus comidas habituales, como agregar distintos vinagres, ralladuras de cítricos, hierbas y especias, o umami para cambiar el sabor. El punto es que hagas lo que puedas para mantener viva la magia de la comida.

Ten disponibilidad emocional (para aquello que quieres). Cuando no estás del todo disponible a nivel emocional para tener una relación romántica adulta sana, conocer a la persona de tus sueños puede resultar algo aterrador. Lo mismo puede suceder con tus metas de ser más saludable, esto es, si en realidad no estás preparado para alcanzarlas. Lo cierto es que cuando empiezas a derribar tus complejos emocionales con respecto a la comida, lograr tus metas al cerrar la brecha entre tus intenciones de ser más saludable y tus acciones diarias se vuelve mucho más fácil. Por un lado, obtener lo que quieres puede resultar aterrador, porque entonces ya no hay obstáculos que te impidan vivir tu vida y empezar a lograr todas las cosas que has pospuesto. Por otro lado, permitirte aceptar el triunfo y todos los sentimientos encontrados que conlleva puede resultar increíblemente gratificante. Te mereces las cosas buenas de la vida y sentirte cómodo en tu propia piel forma gran parte de eso.

Mira, todos somos humanos y, por ende, estamos expuestos a un cúmulo de influencias que nos alientan a ejercer conductas alimentarias inútiles que priorizan nuestras necesidades inmediatas sobre nuestras metas de largo plazo. Sin embargo, cuando entendemos la naturaleza de nuestras tendencias de comer en exceso y nuestros escollos, entonces podemos descifrar cómo manejarlos. *Ése es el objetivo aquí* y es un blanco en movimiento. La buena noticia es que ahora ya tienes lo que necesitas —las herramientas, las estrategias y algunas recetas— para sortear dichos retos con gracia, incluso cuando éstos cambien.

La mejor forma de crear el futuro que deseas es primero visualizarlo y luego trabajar para conseguirlo, poco a poco, todos los días. A final de cuentas, el objetivo no es lograr la perfección o siempre elegir tus metas de largo plazo por encima de tus deseos inmediatos. En cambio, se trata de tomar decisiones alimenticias que reflejen lo que en verdad quieres para ti mismo, y saber cómo y cuándo aflojar las riendas para que puedas mantenerte sano, feliz y equilibrado a largo plazo. *Ése* es el cuento de hadas, así que ¡esto es *todo* tuyo!

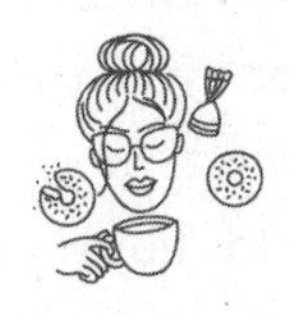

Agradecimientos

Dicen que nunca debes conocer a las personas que admiras, porque a menudo resulta ser una trágica decepción. Con todo respeto, no estoy de acuerdo con esta afirmación. GP, estoy eternamente agradecida por el apoyo constante que me brindaste y por darme esta oportunidad con Goop Press. Gracias por abrirme la puerta, algo que has hecho para miles de mujeres.

Hay muchas otras personas a quienes quisiera agradecerles su apoyo en este libro. En particular, me gustaría mencionar a:

J. L. Stermer, mi agente literaria, una firme defensora, amante del *clip art* y un ser humano delicioso; no podría imaginar tener a una mejor persona de mi lado. Gracias por todo lo que haces y por preocuparte tanto por mí y por este proyecto.

Un enorme agradecimiento a Stacey Colino, mi asesora en este proyecto, por su ayuda invaluable a lo largo del proceso de escritura. Agradezco a mi meticulosa editora, Katherine Stopa, por su pasión y cuidado. A todo el equipo de Grand Central por esta oportunidad única y por hacer del proceso algo sumamente divertido. A Sarah Peltz, quien ayudó a conformar este proyecto en sus inicios. A Hal Hershfield, a quien admiro profundamente, por permitirme presentar su escala de la futura autocontinuidad de buena gana. Y a Andy Yamagami, por su hermosa receta.

Gracias a Elise Loehnen, una chica ruda increíble, por creer en este libro desde el principio y por ayudar a convertirlo en una realidad. Muchas gracias a Kiki Koroshetz, una editora considerada, de un talento excepcional, amante de los libros y gran amiga. A Jasmine, Alex, Thea y Kate, y a todo el equipo editorial y de mercadotecnia de Goop, gracias.

A mi esposo, Andrew, quien es, sin lugar a dudas, mi mayor defensor y confidente.

A mis amigos, quienes leyeron borradores, rebotaron ideas y me animaron desde el principio, en particular Alaina y Matthew, Eliza, Tasi, Nick A., Holly, Crystal, Mark D., Raina, Tanya E., Laurel, Erica, Puck, Marde, Leslie S., Amy B., Jenni K., Claire C., Carol y Andrew, Tara y Tucker, Dana y Mark F., Stacey y Henry, y Meaghan y Grant. A Danielle, por la ardua labor de ayudarme a probar estas recetas y por enseñarme el verdadero significado de la excelencia. A Julie, por todo. A mis clientes, quienes me han confiado sus experiencias personales con la comida, y sin quienes este libro no existiría.

A mis padres, por su amor incondicional, los libros de anatomía para colorear y por mandarme al campamento de cocina. Gracias a los Moore y a Becky Moore, mi segunda madre durante la infancia, y una cocinera increíble. A dos caballeros sobresalientes de mis años formativos: el señor Cunningham, mi profesor de Ciencias en primero de secundaria, y Wayne Rickert, mi entrenador de remo en la preparatoria. A Judy e Isabelle y, por supuesto, a Enrique, con quien me hubiera encantado compartir esto.

Pero, sobre todo, gracias a *ti*; me siento muy honrada de vivir entre los estantes de tu biblioteca (digital o física).

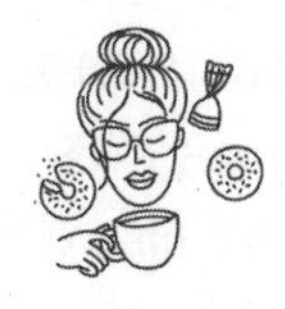

Bibliografía seleccionada

Introducción

Inzlicht, Michael y Jennifer N. Gutsell, "Running on empty: Neural signals for self-control failure", *Psychological Science* 18, núm. 11 (2007): pp. 933-937, doi: https://doi.org/10.1111/j.1467-9280.2007.02004.x.

Stanley, Elizabeth A., "Neuroplasticity, mind fitness, and military effectiveness", *Bio-Inspired Innovation and National Security*, Robert E. Armstrong, Mark D. Drapeau, Cheryl A. Loeb y James L. Valdés (eds.), Washington, D. C.: National Defense University Press, 2010: pp. 257-279, doi: http://www18.georgetown.edu/data/people/es63/publication-35451.pdf.

Capítulo 1: Es momento de hablar contigo mismo

Adam, Tanja C. y Elissa S. Epel, "Stress, eating and the reward system", *Physiology & Behavior* 91, núm. 4 (2007): pp. 449-458, doi: https://doi.org/10.1016/j.physbeh.2007.04.011.

Adams, Claire E. y Mark R. Leary, "Promoting self-compassionate attitudes toward eating among restrictive and guilty eaters", *Journal of Social and Clinical Psychology* 26, núm. 10 (2007): pp. 1120-1144, doi: http://psycnet.apa.org/doi/10.1521/jscp.2007.26.10.1120.

Bennett, Michael y Sarah Bennett, *F*ck Feelings: One Shrink's Practical Advice for Managing All Life's Impossible Problems*, Nueva York: Simon & Schuster, 2015.

Bublitz, Melissa G., *Why did I eat that? Perspectives on food decision making and dietary restraint*, The University of Wisconsin-Milwaukee, 2011: doi: http://dx.doi.org/10.1016%2Fj.jcps.2010.06.008.

Cruwys, Tegan, Kirsten E. Bevelander y Roel C.J. Hermans, "Social modeling of eating: A review of when and why social influence affects food intake and choice", *Appetite* 86 (2015): pp. 3-18, doi: https://doi.org/10.1016/j.appet.2014.08.035.

Exline, Julie J. *et al.*, "People-pleasing through eating: Sociotropy predicts greater eating in response to perceived social pressure", *Journal of Social and Clinical Psychology* 31, núm. 2 (2012): pp. 169-193, doi: http://guilfordjournals.com/doi/abs/10.1521/jscp.2012.31.2.169.

Fedoroff, Ingrid C., Janet Polivy y C. Peter Herman, "The effect of pre-exposure to food cues on the eating behavior of restrained and unrestrained eaters", *Appetite* 28, núm. 1 (1997): pp. 33-47, doi: https://doi.org/10.1006/appe.1996.0057.

McGonigal, Kelly, *The Willpower Instinct: How Self-Control Works, Why It Matters, and What You Can Do to Get More of It*, Nueva York: Avery, 2012.

Rubin, Gretchen, *Better Than Before: What I Learned About Making and Breaking Habits—to Sleep More, Quit Sugar, Procrastinate Less, and Generally Build a Happier Life*, Nueva York: Crown Publishers, 2015.

Tice, Dianne M., Ellen Bratslavsky y Roy F. Baumeister, "Emotional distress regulation takes precedence over impulse control: If you feel bad, do it!", *Journal of Personality and Social Psychology* 80, núm. 1 (2001): pp. 53-65, doi: http://dx.doi.org/10.1037/0022-3514.80.1.53.

Van den Bos, Ruud y Denise de Ridder, "Evolved to satisfy our immediate needs: Self-control and the rewarding properties of food", *Appetite* 47, núm. 1 (2006): pp. 24-29, doi: https://doi.org/10.1016/j.appet.2006.02.008.

Westenhoefer, Joachim, *et al.*, "Cognitive control of eating behavior and the disinhibition effect", *Appetite* 23, núm. 1 (1994): pp. 27-41, doi: http://psycnet.apa.org/doi/10.1006/appe.1994.1032.

Capítulo 2: Desentraña tus complejos emocionales en torno a la comida

Adams, Claire E. y Mark R. Leary, "Promoting self-compassionate attitudes toward eating among restrictive and guilty eaters", *Journal of Social and Clinical Psychology* 26, núm. 10 (2007): pp. 1120-1144, doi: http://psycnet.apa.org/doi/10.1521/jscp.2007.26.10.1120.

Baumeister, Roy F. y John Tierney, *Willpower: Rediscovering the Greatest Human Strength*, Nueva York: Penguin Books, 2011.

Bove, Caron F. y Jeffery Sobal, "Body weight relationships in early marriage: Weight relevance, weight comparisons, and weight talk", *Appetite* 57, núm. 3 (2011): pp. 729-742, doi: https://dx.doi.org/10.1016%2Fj.appet.2011.08.007.

Bublitz, Melissa G., *Why did I eat that? Perspectives on food decision making and dietary restraint*, The University of Wisconsin-Milwaukee, 2011: doi: http://dx.doi.org/10.1016%2Fj.jcps.2010.06.008.

Burnette, Jeni L. y Eli J. Finkel, "Buffering against weight gain following dieting setbacks: An implicit theory intervention", *Journal of Experimental Social Psychology* 48, núm. 3 (2012): pp. 721-725, doi: https://doi.org/10.1016/j.jesp.2011.12.020.

Crum, Alia J., *et al.*, "Mind over milkshakes: Mindsets, not just nutrients, determine ghrelin response", *Health Psychology* 30, núm. 4 (2011): pp. 424-429, doi: https://doi.org/10.1037/a0023467.

Fox, Robin, *Food and Eating: An Anthropological Perspective*, Social Issues Research Centre, Oxford, Reino Unido, disponible en línea en: http://www.sirc.org/publik/food_and_eating_0.html.

Lethbridge, Jessica, "The role of perfectionism, dichotomous thinking, shape and weight overvaluation, and conditional goal setting in eating disorders", *Eating Behaviors* 12, núm. 3 (2011): pp. 200-206, doi: https://doi.org/10.1016/j.eatbeh.2011.04.003.

Louis, Meryl Reis y Robert I. Sutton, "Switching cognitive gears: From habits of mind to active thinking", *Human Relations* 44, núm. 1 (1991): pp. 55-76, doi: http://psycnet.apa.org/doi/10.1177/001872679104400104.

Mann, Traci, *Secrets from the Eating Lab: The Science of Weight Loss, the Myth of Willpower, and Why You Should Never Diet Again*, Nueva York: Harper Wave, 2015.

McFarlane, Traci, Janet Polivy y C. Peter Herman, "Effects of false weight feedback on mood, self-evaluation, and food intake in restrained and unrestrained eaters", *Journal of Abnormal Psychology* 107, núm. 2 (1998): pp. 312-318, doi: http://dx.doi.org/10.1037/0021-843X.107.2.312.

McGinnis, J. Michael *et al.*, "Factors Shaping Food and Beverage Consumption of Children and Youth", *Food Marketing to Children and Youth: Threat or Opportunity?*, Washington, D. C.: National Academies Press, 2006.

McGonigal, Kelly, *The Willpower Instinct: How Self-Control Works, Why It Matters, and What You Can Do to Get More of It*, Nueva York: Avery, 2012.

Polivy, Janet y C. Peter Herman, "Dieting and binging: A causal analysis", *American Psychologist* 40, núm. 2 (1985): pp. 193-201, doi: http://dx.doi.org/10.1037/0003-066X.40.2.193.

Prinsen, Sosja, Catharine Evers y Denise de Ridder, "Oops I did it again: Examining self-licensing effects in a subsequent self-regulation dilemma", *Applied Psychology: Health and Well-Being* 8, núm. 1 (2016): pp. 104-126, doi: https://doi.org/10.1111/aphw.12064.

Rubin, Gretchen, *Better Than Before: What I Learned About Making and Breaking Habits—to Sleep More, Quit Sugar, Procrastinate Less, and Generally Build a Happier Life*, Nueva York: Crown Publishers, 2015.

Sirois, Fuschia M., Ryan Kintner y Jameson K. Hirsch, "Self-compassion, affect, and health-promoting behaviors", *Health Psychology* 34, núm. 6 (2015): p. 661, doi: https://doi.org/10.1037/hea0000158.

Thompson, D'Arcy, *On Growth and Form*, Nueva York: Cambridge University Press, 1942, disponible en línea en: https://archive.org/details/ongrowthform00thom.

Wagner, Dylan D. y Todd F. Heatherton, "Self-regulation and its failure: The seven deadly threats to self-regulation", *APA Handbook of Personality and Social Psychology* 1 (2015): pp. 805-842, doi: http://psycnet.apa.org/doi/10.1037/14341-026.

Capítulo 3: Conoce a tu futuro yo

Ariely, Dan, "Self control: Dan Ariely at TEDxDuke", video de TED, publicado en abril de 2011, https://www.youtube.com/watch?v=PPQhj6ktYSo.

Bartels, Daniel M. y Oleg Urminsky, "On intertemporal selfishness: How the perceived instability of identity underlies impatient consumption", *Journal of Consumer Research* 38, núm. 1 (2011): pp. 182-198, doi: http://dx.doi.org/10.1086/658339.

Hershfield, Hal E., "Future self-continuity: How conceptions of the future self transform intertemporal choice", *Annals of the New York Academy of Sciences* 1235 (2011): 30, doi: https://dx.doi.org/10.1111/j.1749-6632.2011.06201.x.

Hershfield, Hal E. *et al.*, "Increasing saving behavior through age-progressed renderings of the future self", *Journal of Marketing Research* 48, núm. SPL (2011): pp. S23-S37, doi: https://dx.doi.org/10.1509/jmkr.48.SPL.S23.

Hershfield, Hal E., G. Elliott Wimmer y Brian Knutson, "Saving for the future self: Neural measures of future self-continuity predict temporal discounting", *Social Cognitive and Affective Neuroscience* 4, núm. 1 (2009): pp. 85-92, doi: https://doi.org/10.1093/scan/nsn042.

Hershfield, Hal E. *et al.*, "Don't stop thinking about tomorrow: Individual differences in future self-continuity account for saving", *Judgment and Decision Making* 4, núm. 4 (2009): pp. 280-286, doi: http://halhershfield.com/wp-content/uploads/2016/06/Ersner-Hershfield_Garton_Ballard_Samanez-Larkin_Knutson_2009_JDM.pdf.

McGonigal, Kelly, *The Willpower Instinct: How Self-Control Works, Why It Matters, and What You Can Do to Get More of It*, Nueva York: Avery, 2012.

O'Donoghue, Ted y Matthew Rabin, "Doing it now or later", *American Economic Review* (1999): pp. 103-124, doi: http://www.jstor.org/stable/116981.

Rubin, Gretchen, *Better Than Before: What I Learned About Making and Breaking Habits—to Sleep More, Quit Sugar, Procrastinate Less, and Generally Build a Happier Life*, Nueva York: Crown Publishers, 2015.

Van Gelder, Jean-Louis, Hal E. Hershfield y Loran F. Nordgren, "Vividness of the future self predicts delinquency", *Psychological Science* 24, núm. 6 (2013): pp. 974-980, doi: https://dx.doi.org/10.1177/0956797612465197.

Capítulo 4: Conecta con tus verdaderos deseos

Abramson, Edward, *Body Intelligence: Lose Weight, Keep It Off, and Feel Great About Your Body Without Dieting*, Nueva York: McGraw-Hill, 2005.

Amy F. T. Arnsten, "Stress signalling pathways that impair prefrontal cortex structure and function", *Nature Reviews Neuroscience* 10, núm. 6 (2009): pp. 410-22, doi: https://dx.doi.org/10.1038/nrn2648.

Greeson, Jeffrey M., "Mindfulness research update: 2008", *Complementary Health Practice Review* 14, núm. 1 (2009): pp. 10-18, doi: https://dx.doi.org/10.1177%2F1533210108329862.

Heatherton, Todd F., "Neuroscience of self and self-regulation", *Annual Review of Psychology* 62 (2011): pp. 363-390, doi: https://dx.doi.org/10.1146%2Fannurev.psych.121208.131616.

Higgs, Suzanne y Jessica E. Donohoe, "Focusing on food during lunch enhances lunch memory and decreases later snack intake", *Appetite* 57, núm. 1 (2011): pp. 202-206, doi: https://dx.doi.org/10.1016/j.appet.2011.04.016.

Higgs, Suzanne y Morgan Woodward, "Television watching during lunch increases afternoon snack intake of young women", *Appetite* 52, núm. 1 (2009): pp. 39-43, doi: https://doi.org/10.1016/j.appet.2008.07.007.

Holmes, Hannah, *Quirk: Brain Science Makes Sense of Your Particular Personality*, Nueva York: Random House, 2011.

Inzlicht, Michael, Elliot Berkman y Nathaniel Elkins-Brown, "The neuroscience of 'ego depletion' ", *Social Neuroscience: Biological Approaches to Social Psychology* (2016): pp. 101-123, doi: https://www.researchgate.net/profile/Elliot_Berkman/publication/273805571_The_neuroscience_of_ego_depletion_or_How_the_brain_can_help_us_understand_why_self_control_seems_limited/links/550ddb6f0cf2128741675f8e.pdf.

Mann, Traci y Andrew Ward, "To eat or not to eat: Implications of the attentional myopia model for restrained eaters", *Journal of Abnormal Psychology* 113, núm. 1 (2004): pp. 90-98. doi: https://dx.doi.org/10.1037/0021-843X.113.1.90.

Oldham-Cooper, Rose E. *et al.*, "Playing a computer game during lunch affects fullness, memory for lunch, and later snack intake", *The American Journal of Clinical Nutrition* 93, núm. 2 (2011): pp. 308-313, doi: https://doi.org/10.3945/ajcn.110.004580.

Polivy, Janet, C. Peter Herman, Rick Hackett e Irka Kuleshnyk, "The effects of self-attention and public attention on eating in restrained and unrestrained subjects", *Journal of Personality and Social Psychology* 50, núm. 6 (1986): pp. 1253-1260, doi: http://psycnet.apa.org/doi/10.1037/0022-3514.50.6.1253.

Stanley, Elizabeth A., "Neuroplasticity, mind fitness, and military effectiveness", Robert E. Armstrong, Mark D. Drapeau, Cheryl A. Loeb y James L. Valdes (eds.), *Bio-Inspired Innovation and National Security*, Washington, D. C.: National Defense University Press, 2010: pp. 257-279, doi: http://www18.georgetown.edu/data/people/es63/publication-35451.pdf.

Tribole, Evelyn y Elyse Resch, *Intuitive Eating: A Revolutionary Program That Works*, 3ª ed., Nueva York: St. Martin's Griffin, 2012.

Wansink, Brian, Koert Van Ittersum y James E. Painter, "Ice cream illusions: Bowls, spoons, and self-served portion sizes", *American Journal of Preventive Medicine* 31, núm. 3 (2006): pp. 240-243, doi: https://doi.org/10.1016/j.amepre.2006.04.003.

Capítulo 5: Libérate de la presión

Baumeister, Roy F. *et al*, "Ego depletion: Is the active self a limited resource?", *Journal of Personality and Social Psychology* 74, núm. 5 (1998): pp. 1252-1265, doi: http://psycnet.apa.org/index.cfm?fa=buy.optionToBuy&id=1998-01923-011.

Baumeister, Roy F. y John Tierney, *Willpower: Rediscovering the Greatest Human Strength*, Nueva York: Penguin Books, 2011.

Crockett, Molly J. *et al.*, "Restricting temptations: Neural mechanisms of precommitment", *Neuron* 79, núm. 2 (2013): pp. 391-401, doi: https://dx.doi.org/10.1016/j.neuron.2013.05.028.

Goldsmith, Marshall, *Triggers: Creating Behavior That Lasts—Becoming the Person You Want to Be*, Nueva York: Crown Business, 2015.

Kurth-Nelson, Zeb y A. David Redish, "Don't let me do that!—Models of precommitment", *Frontiers in Neuroscience* 6 (2012): pp. 138, doi: https://dx.doi.org/10.3389/fnins.2012.00138.

Levitin, Daniel J., *The Organized Mind: Thinking Straight in the Age of Information Overload*, Nueva York: Plume, 2014

Stites, Shana D. *et al.*, "Pre-ordering lunch at work: Results of the what-to-eat-for lunch study", *Appetite* 84 (2015): pp. 88-97, doi: https://doi.org/10.1016/j.appet.2014.10.005.

Vartanian, Lenny R., Kristin M. Kernan y Brian Wansink, "Clutter, chaos, and overconsumption: The role of mind-set in stressful and chaotic food environments", *Environment and Behavior* 49, núm. 2 (2016): pp. 215-223, doi: http://dx.doi.org/10.1177%2F0013916516628178.

Vohs, Kathleen D. *et al.*, "Making choices impairs subsequent self-control: A limited-resource account of decision making, self-regulation, and active initiative", *Journal of Personality and Social Psychology* 94, núm. 5 (2008): pp. 883-898, doi: https://dx.doi.org/10.1037/0022-3514.94.5.883.

Wood, Wendy y David T. Neal, "A new look at habits and the habit-goal interface", *Psychological Review* 114, núm. 4 (2007): pp. 843-863, doi: https://doi.org/10.1037/0033-295X.114.4.843.

Capítulo 6: Haz que las hormonas funcionen a tu favor

Christianson, Alan, *The Adrenal Reset Diet: Strategically Cycle Carbs and Proteins to Lose Weight*, Balance Hormones, and Move from Stressed to Thriving, Nueva York: Harmony, 2014.

Cordain, Loren, *The Paleo Diet: Lose Weight and Get Healthy by Eating the Foods You Were Designed to Eat* (ed. revisada), Boston: Houghton Mifflin Harcourt, 2011.

Dallman, Mary F., Norman C. Pecoraro y Susanne E. la Fleur, "Chronic stress and comfort foods: Self-medication and abdominal obesity", *Brain, Behavior, and Immunity* 19, núm. 4 (2005): pp. 275-280, doi: https://doi.org/10.1016/j.bbi.2004.11.004.

Feinman, Richard D. y Eugene J. Fine, "'A calorie is a calorie' violates the second law of thermodynamics", *Nutrition Journal* 3, núm. 1 (2004): p. 9, doi: https://dx.doi.org/10.1186%2F1475-2891-3-9.

Gottfried, Sara, *The Hormone Reset Diet: Heal Your Metabolism to Lose Up to 15 Pounds in 21 Days*, Nueva York: HarperOne, 2015.

Hu, T. *et al.*, "The effects of a low-carbohydrate diet on appetite: A randomized controlled trial", *Nutrition, Metabolism and Cardio-*

vascular Diseases 26, núm. 6 (2016): pp. 476-488, doi: https://doi.org/10.1016/j.numecd.2015.11.011.

Hyman, Mark, *Eat Fat, Get Thin: Why the Fat We Eat Is the Key to Sustained Weight Loss and Vibrant Health*, Nueva York: Little, Brown and Company, 2016.

Lam, Sze Kwan y Tzi Bun Ng, "Lectins: Production and practical applications", *Applied Microbiology and Biotechnology* 89, núm. 1 (2011): pp. 45-55, doi: https://doi.org/10.1007/s00253-010-2892-9.

Ludwig, David, *Always Hungry? Conquer Cravings, Retrain Your Fat Cells, and Lose Weight Permanently*, Nueva York: Grand Central Life & Style, 2016.

Masley, Steven y Jonny Bowden, *Smart Fat: Eat More Fat. Lose More Weight. Get Healthy Now*, Nueva York: HarperOne, 2016.

Nickols-Richardson, Sharon M. *et al.*, "Perceived hunger is lower and weight loss is greater in overweight premenopausal women consuming a low-carbohydrate/high-protein vs high-carbohydrate/low-fat diet", *Journal of the American Dietetic Association* 105, núm. 9 (2005): pp. 1433-1437, doi: https://doi.org/10.1016/j.jada.2005.06.025.

Shamay-Tsoory, Simone G. *et al.*, "Intranasal administration of oxytocin increases envy and schadenfreude (gloating)", *Biological Psychiatry* 66, núm. 9 (2009): pp. 864-870, doi: https://doi.org/10.1016/j.biopsych.2009.06.009.

Sharma, Alka y Salil Sehgal, "Effect of processing and cooking on the antinutritional factors of faba bean (Vicia faba)", *Food Chemistry* 43, núm. 5 (1992): pp. 383-385, doi: https://doi.org/10.1016/0308-8146(92)90311-O.

Teta, Jade y Keoni Teta, *Lose Weight Here: The Metabolic Secret to Target Stubborn Fat and Fix Your Problem Areas*, Nueva York: Rodale, 2015.

Turner, Natasha, *The Hormone Diet: A 3-Step Program to Help You Lose Weight, Gain Strength, and Live Younger Longer*, Nueva York: Rodale, 2009.

Willett, Walter C. y Rudolph L. Leibel, "Dietary fat is not a major determinant of body fat", *The American Journal of Medicine* 113, núm. 9 (2002): pp. 47-59, doi: https://doi.org/10.1016/S0002-9343(01)00992-5.

Capítulo 8: Mantén viva la magia

Guinard, Jean-Xavier y Rossella Mazzucchelli, "The sensory perception of texture and mouthfeel", *Trends in Food Science & Technology* 7, núm. 7 (1996): pp. 213-219, doi: https://doi.org/10.1016/0924-2244(96)10025-X.

Habib, Reza, "On the relation between conceptual priming, neural priming, and novelty assessment", *Scandinavian Journal of Psychology* 42, núm. 3 (2001): pp. 187-195, doi: https://doi.org/10.1111/1467-9450.00230.

Hyde, Robert J. y Steven A. Witherly, "Dynamic contrast: A sensory contribution to palatability", *Appetite* 21, núm. 1 (1993): pp. 1-16, doi: https://doi.org/10.1006/appe.1993.1032.

Maccotta, Luigi y Randy L. Buckner, "Evidence for neural effects of repetition that directly correlate with behavioral priming", *Journal of Cognitive Neuroscience* 16, núm. 9 (2004): pp. 1625-1632, doi: https://doi.org/10.1162/0898929042568451.

Masic, Una y Martin R. Yeomans, "Umami flavor enhances appetite but also increases satiety", *The American Journal of Clinical Nutrition* 100, núm. 2 (2014): pp. 532-538, doi: http://ajcn.nutrition.org/content/100/2/532.

McQuaid, John, *Tasty: The Art and Science of What We Eat*, Nueva York: Scribner, 2015.

Morin-Audebrand, Léri *et al.*, "The role of novelty detection in food memory", *Acta Psychologica* 139, núm. 1 (2012): pp. 233-238, doi: https://doi.org/10.1016/j.actpsy.2011.10.003.

Ranganath, Charan y Gregor Rainer, "Neural mechanisms for detecting and remembering novel events", *Nature Reviews Neuroscience* 4, núm. 3 (2003): pp. 193-202, doi: https://doi.org/10.1038/nrn1052.

Schacter, Daniel L., Gagan S. Wig y W. Dale Stevens, "Reductions in cortical activity during priming", *Current Opinion in Neurobiology* 17, núm. 2 (2007): pp. 171-176, doi: https://doi.org/10.1016/j.conb.2007.02.001.

Segnit, Niki, *The Flavor Thesaurus: A Compendium of Pairings, Recipes and Ideas for the Creative Cook*, Nueva York: Bloomsbury, 2010.

Capítulo 9: Apártate de tu propio #@&*% camino

Burnette, Jeni L. y Eli J. Finkel, "Buffering against weight gain following dieting setbacks: An implicit theory intervention", *Journal of Experimental Social Psychology* 48, núm. 3 (2012): pp. 721-725, doi: https://doi.org/10.1016/j.jesp.2011.12.020.

De Witt Huberts, Jessie C., Catharine Evers y Denise T. D. de Ridder, " 'Because I am worth it': A theoretical framework and empirical review of a justification-based account of self-regulation failure", *Personality and Social Psychology Review* 18, núm. 2 (2014): pp. 119-138, doi: https://doi.org/10.1177/1088868313507533.

Effron, Daniel A., "Beyond 'Being Good Frees Us to Be Bad': Moral Self-Licensing and the Fabrication of Moral Credentials" (14 de abril de 2015), Paul A. M. van Lange y Jan-Willem van Prooijen (eds.), *Cheating, Corruption, and Concealment: Roots of Unethical Behavior*, Cambridge, Reino Unido: Cambridge University Press, 2016, doi: https://ssrn.com/abstract=2594403.

Effron, Daniel A., Benoît Monin y Dale T. Miller, "The unhealthy road not taken: Licensing indulgence by exaggerating counterfactual sins", *Journal of Experimental Social Psychology* 49, núm. 3 (2013): pp. 573-578, doi: https://doi.org/10.1016/j.jesp.2012.08.012.

Hargrave, John S., *Mind Hacking: How to Change Your Mind for Good in 21 Days*, Nueva York: Gallery Books, 2016.

Heatherton, Todd F. y Dylan D. Wagner, "Cognitive neuroscience of self-regulation failure", *Trends in Cognitive Sciences* 15, núm. 3 (2011): pp. 132-139, doi: https://doi.org/10.1016/j.tics.2010.12.005.

Hershfield, Hal E. *et al.*, "Increasing saving behavior through age-progressed renderings of the future self", *Journal of Marketing Research* 48, núm. SPL (2011): pp. S23-S37, doi: https://dx.doi.org/10.1509/jmkr.48.SPL.S23.

Louis, Meryl Reis y Robert I. Sutton, "Switching cognitive gears: From habits of mind to active thinking", *Human Relations* 44, núm. 1 (1991): pp. 55-76, doi: http://psycnet.apa.org/doi/10.1177/001872679104400104.

McGonigal, Kelly, *The Willpower Instinct: How Self-Control Works, Why It Matters, and What You Can Do to Get More of It*, Nueva York: Avery, 2012.

Mullen, Elizabeth y Benoît Monin, "Consistency versus licensing effects of past moral behavior", *Annual Review of Psychology* 67 (2016): pp. 363-385, doi: https://doi.org/10.1146/annurev-psych-010213-115120.

Myers, Christopher G., Bradley R. Staats y Francesca Gino, "'My bad!' How internal attribution and ambiguity of responsibility affect learning from failure", *Working Paper, Harvard Business School* (18 de abril de 2014): pp. 1-51, doi: http://citeseerx.ist.psu.edu/viewdoc/download?doi=10.1.1.1020.1380&rep=rep1&type=pdf.

Prinsen, Sosja, Catharine Evers y Denise de Ridder, "Oops I did it again: Examining self-licensing effects in a subsequent self-regulation dilemma", *Applied Psychology: Health and Well-Being* 8, núm. 1 (2016): pp. 104-126, doi: https://doi.org/10.1111/aphw.12064.

Rosenzweig, Emily, "With eyes wide open: How and why awareness of the psychological immune system is compatible with its efficacy", *Perspectives on Psychological Science* 11, núm. 2 (2016): pp. 222-238, doi: https://doi.org/10.1177/1745691615621280.

Rubin, Gretchen, *Better Than Before: What I Learned About Making and Breaking Habits—to Sleep More, Quit Sugar, Procrastinate Less, and Generally Build a Happier Life*, Nueva York: Crown Publishers, 2015.

Sirois, Fuschia M., Jennifer Monforton y Melissa Simpson, "'If only I had done better': Perfectionism and the functionality of counterfactual thinking", *Personality and Social Psychology Bulletin* 36, núm. 12 (2010): pp. 1675-1692, doi: https://doi.org/10.1177/0146167210387614.

Tice, Dianne M., Roy F. Baumeister, Dikla Shmueli y Mark Muraven, "Restoring the self: Positive affect helps improve self-regulation following ego depletion", *Journal of Experimental Social Psychology* 43, núm. 3 (2007): pp. 379-384, doi: https://doi.org/10.1016/j.jesp.2006.05.007.

Webb, Thomas L. y Paschal Sheeran, "Can implementation intentions help to overcome ego-depletion?", *Journal of Experimental Social Psychology* 39, núm. 3 (2003): pp. 279-286, doi: https://doi.org/10.1016/S0022-1031(02)00527-9.

Yummy
Tasty

Yummy
Tasty

Yummy
Tasty

Dile sí al placer de comer de Shira Lenchewski
se terminó de imprimir en abril de 2020
en los talleres de
Litográfica Ingramex, S.A. de C.V.
Centeno 162-1, Col. Granjas Esmeralda, C.P. 09810,
Ciudad de México.